日本小児集中治療研究会 編著

小児の
Point of Care Ultrasound

POCU

エコーでABCDを評価しよう！

Web動画つき

MCメディカ出版

序文

　日本小児集中治療研究会は2002年より世界標準の小児の救命処置法であるAHA-PALS（米国心臓協会の小児二次救命処置法）の普及を中心に活動してきた。これまでに約9千名のPALSプロバイダーを輩出している。

　PALSの根幹をなす概念は「患者評価、重症度・病態分類（判定）を通して治療（介入）に結び付ける」というものである。これは、主に身体所見に基づいて行われている。しかし、近年身体所見の延長線上に超音波検査を位置づけ、このような評価・分類（判定）に役立てようというPoint of Care Ultrasound（POCU）の概念が急速に成人救急、集中治療を中心に発達してきている。残念ながら小児領域の認知度は低いのが現状である。

　当研究会では10年以上にわたりPALSの普及に努めてきたが、実際に身体所見だけで評価、分類（判定）を行うには限界があり、緊急時に細かい検査に踏み込むには時間がかかりすぎる。POCUは正にこのジレンマを解消し、現在のPALSの体系を補完するものと期待される。当研究会では小児のPOCUの普及のため、定期的に講習会を開催することとした。米国救急医学会が小児救急医用のPOCUプログラムガイドライン*を公表しており、それを参考にした講習会を行ってゆきたいと考える。本書はその講習会用テキストとして作成した。

　豊富な写真と動画で、できる限り読者にわかりやすい内容となるよう、また自習できるように工夫して作成した。願わくば、POCUもPALSと同様、わが国の小児救急・集中治療の質の向上に少しでも役立つことができれば、筆者の望外の幸せである。

*American Academy of Pediatrics. Pediatric emergency medicine fellow training in ultrasound: consensus educational guidelines. Acad Emerg Med. 20 (3), 2013, 300-6.

2016年10月

日本小児集中治療研究会理事
埼玉医科大学総合医療センター小児救命救急センターセンター長
櫻井淑男

CONTENTS

序文 —— 3
Web動画の視聴方法 —— 6

Part 1 小児のPOCU：PALSを補完する！ ……… 7

Part 2 描出の基本とノボロジー ……… 25

Part 3 心機能＆ヴォリューム評価 ……… 37

Part 4 気道の見かたと診断 ……… 65

Part 5 肺の見かたと診断 ……… 71

Part 6 腹部の見かたと診断 ……… 85

Part 7 各部の見かたと診断 ……… 117
　1 視神経鞘径と頭蓋内圧亢進 —— 118
　2 骨折エコー —— 122
　3 股関節液貯留 —— 130

Part 8 エコーガイド下の手技：vascular access
　……… 133

索引 —— 160
執筆者紹介 —— 163

Web動画の視聴方法

　Webサイトで各項目（本文中の see動画 マーク）に関連した超音波画像の動画が視聴できます。PC（Windows/Macintosh）、iPad/iPhone、Android端末からご覧ください。

1 メディカ出版ホームページにアクセスして、ログインしてください。
　http://www.medica.co.jp/
　＊メディカパスポートを取得されていない方は、新規登録してください。

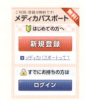

2 『小児のPOCU』の紹介ページを開き、「動画はこちら」をクリックします。
　http://www.medica.co.jp/catalog/book/6376
　＊本書の書名をキーワード検索しても紹介ページを開くことができます。

3 「ロック解除キー」ボタンを押し、ロック解除キーを入力します。
　下の銀色の部分を削ると、ロック解除キーが出てきます。入力画面にロック解除キーを入力して、送信ボタンを押してください。本書の動画コンテンツのロックが解除されますので、見たい動画を選んでご視聴ください。

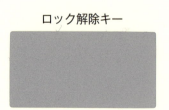
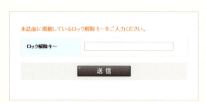

＊動画再生において、PC（Windows/Macintosh）で再生するにはAdobe® flash® Playerが必要です。
＊なお、Webサイトのロック解除キーは本書発行日（最新のもの）より3年間有効です。
　有効期間終了後、本サービスは読者に通知なく休止もしくは廃止する場合があります。

Part 1
小児のPoint of Care Ultrasound：PALSを補完する！

Point

- AHA-PALSの体系的アプローチにおける評価、重症度・病態分類（判定）、治療（介入）のサイクルにおいて循環障害の病態分類（判定）を行う際に、身体所見のみでは十分ではなく、その点を補完する方法が必要である。
- 1990年代よりEBMは世界的に普及し、現代医学の基礎を築く上で不可欠な方法論となった。しかし、すでに20年の年月を経て、その問題点が見え始めている。統計学的な考えは、個々の患者の個別性や経時的な変化を考慮しておらず、また小児では成人のような大規模RCTが施行しにくい状況で、質の高いエビデンスを得にくい現状がある。
- 以上のような状況の中で診療上重きを置くべきは、各々の患者のその時々のABCDの状態をリアルタイムで把握し、治療に生かしてゆくことではないか。そのためには身体所見だけでは十分ではなく、「ベッドサイドで」「いつでも」「誰でも」「繰り返し」「信頼性を持って行える」POCUがその点を補完してくれると期待される。

PALS と POCU

日本小児集中治療研究会は 2002 年から AHA-PALS（米国心臓協会の小児二次救命処置法）[1]の普及に取り組み、我が国の小児救急医療の質向上に寄与してきた。PALS の根幹をなす概念は「患者評価、重症度・病態分類（判定）を通して治療（介入）に結び付ける」というものである。これは主に身体所見に基づいて行われている。しかし、実際に身体所見だけで評価、分類（判定）を行うには限界があり、とはいえ緊急時に細かい検査に踏み込むには時間がかかりすぎる。これが今までのジレンマであった。

近年、身体所見の延長線上に超音波検査を位置づけ、このような評価・分類（判定）・治療（介入）に役立てようという Point of Care Ultrasound（POCU）の概念が急速に成人救急、集中治療を中心に発達してきている[2,3]。POCU は正にこのジレンマを解消し、現在の PALS の体系を補完するものと期待される。

本章では、小児の POCU が今、なぜ必要なのかを解説し、その後に PALS を補完する一例として RUSH exam[4] の可能性を示したいと考える。

PALS の評価法と重症度・病態分類（判定）の限界[1]

我が国でもすでに普及している PALS は、小児救急患者に対する世界標準の対処法である。この根幹をなす概念は「患者評価、重症度・病態分類（判定）を通して治療（介入）に結び付ける」というものである。このプロセスにおいて POCU を併用して改善できる余地がないか？というのが本書の狙いの一つである。

1 体系的アプローチ

図 1-1 に PALS の評価・分類（判定）・治療（介入）の体系的なアプローチを示す。まず、第一印象で「意識」「呼吸」「循環」状態を視診で「良い」「悪い」「蘇生」と分類し、「蘇生」の場合は一次救命処置に入り、「悪い」場合は「評価」「判定」「介入」のサイクルに入る（図1-2）。問題点は、このサイクルの中にある。

2 一次評価

第一印象で「悪い」と判断された場合、次に一次評価に入る（表 1-1）。実際には、ABCDE の所見を 30 秒程度でとり、その後「呼吸」「循環」状態の重症度分類（判定）を行う（表1-2）。さらに必要な処置後に二次評価に入る。

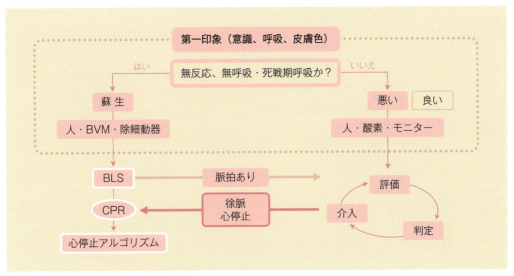

図1-1 PALS の評価・判定・介入における体系的アプローチ（文献1より引用）

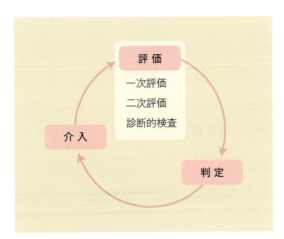

図1-2 評価・判定・介入のサイクル（文献1より引用）

表1-1 一次評価の内容（文献1より引用）

評価	迅速なABCDEアプローチに基づく身体診察 簡潔に心肺／神経機能の評価を行う
A	・気道の開通
B	・呼吸数 ・呼吸努力 ・胸郭拡張、気流 ・呼吸音の異常
C	・皮膚色　・毛細血管再充満時間（Capillary refill time） ・心拍数／リズム　・皮膚温 ・脈拍（中枢／末梢）　・血圧測定
D	・AVPUスケール ・瞳孔径 ・対光反射
E	・外表所見 ・体温測定

小児のPOCU：PALSを補完する！

表1-2 一次評価後の重症度分類（判定）(文献1より引用)

判定	A〜Eの異常を判定 心肺機能の重症度を判定
	重症度
呼吸障害	・呼吸窮迫 ・呼吸不全
循環障害 ショック	・代償性ショック ・低血圧性ショック

3 二次評価

　二次評価は、病歴聴取とより詳細な身体所見との2つから構成されている（表1-3、表1-4）。これを行った後に「呼吸」「循環」に分けて病態分類（判定）を行う（表1-5）。

4 体系的アプローチの改善点

　病態分類（判定）の「呼吸」においては、実際には呼吸音や徐呼吸などから、ほとんどの場合、病態分類（判定）は可能でそれほど困難ではない。しかし「循環」においては身体所見のみから常に正確な病態分類（判定）を行うのは容易ではなく、かといって緊急時に詳細な検査を行うには時間がかかりすぎる。この点が改善すべき点であり、POCUを併用することにより改良できる点ではないかと考えている。実際のPOCUの応用方法については、RUSH exam[4]という形で後述する（→ 15ページ〜）。

表1-3 二次評価における病歴聴取 （文献1より引用）

判定 SAMPLE聴取	
S igns and symptoms	自他覚症状（発症時の症状）
A llergies	アレルギー（薬物・食物など）
M edications	薬物（種類・最終投与の時刻／用量）
P ast medical history	病歴（既往・基礎疾患・手術歴）
L ast meal	最後の食事（内容と時刻）
E vents	イベント

表1-4 二次評価における身体所見 （文献1より引用）

判定		焦点を絞った身体診察			
頭部	（触診）	大泉門		（聴診）	呼吸音
顔面	（視診）	眼球の陥没			心音
		鼻閉・鼻汁		（打診）	鼓音・濁音
		口腔内所見	腹部	（視診）	腹部膨隆
頸部	（視診）	頸静脈怒張		（触診）	肝腫大
	（触診）	気管の偏位	四肢	（触診）	ツルゴール低下
		皮下気腫			下腿浮腫
胸部	（視診）	呼吸数			
		呼吸努力			
		胸郭拡張			

表1-5 二次評価後の病態分類（判定）（文献1より引用）

判定	心肺機能の異常を判定 異常のタイプを判定
	タイプ
呼吸障害	・上気道閉塞 ・下気道閉塞 ・肺組織病変 ・呼吸調節障害
循環障害 ショック	・循環血液量減少性ショック ・血液分布異常性ショック 　（神経原性ショック、敗血症、アナフィラキシー） ・閉塞性ショック ・心原性ショック

Part 1 小児のPOCU：PALSを補完する！

Evidence Based Medicine（EBM）の限界

　EBM は 1990 年代から世界的に広まった、現代医学の基礎を築く上で不可欠な方法論である。それまでは有力な専門家の意見を中心として成り立っていた医学を、Randomized Controlled Trial（RCT）を基に再構築しようとした試みであった。しかし、EBM が導入されてから 20 年が経過した今、次のような問題が出始めている。

❶ RCTの問題点

- 信頼性の高い RCT を行うためには、かなりの対象者を集める必要があり、全ての疾患に適用できない。
- 特に、珍しい疾患には適応が難しく、小児では成人の RCT のように数千単位の対象を集めることが実際には困難で、信頼性の高いデータを得にくい。
- RCT の結果は、対象者を「集団」として見た結果であり、必ずしも目の前の患者の「個別性」を考慮に入れていない。
- RCT の結果は、時々刻々と変化する目の前の患者の「経時的な変化」を考慮に入れていない。
- RCT という名のもとに、対象者数が少ない二重盲検法にもかかわらず、信頼性が高いデータであると盲信される傾向にある。

❷ 診療ガイドラインの問題点

　診療ガイドラインは本来、RCT から構築されることが理想であるが、実際には以下のような問題点がある。

- 本来、診療ガイドラインは、多数の質の高い RCT の結果をもとに作成されることが理想であるが、成人のガイドラインにおいても実際には理想とかけ離れている。
- 小児では質の高い RCT を多数積み上げることが困難で、実際には小児の診療ガイドラインの多くは、少数の RCT をその基礎にしているにすぎない。
- 診療ガイドラインという名のもと、これが裁判に用いられ始めており、診療における医療者への圧力となって判断の自由が奪われかねず、さらなる医療者の萎縮につながりかねない。

❸ 実際例としての敗血症国際ガイドライン[5]

　世界で最も信用されている診療ガイドラインの一つである敗血症の国際ガイドライン（図1-3）を例に挙げて説明する。2014 年から 2015 年にかけて、New England Journal of Medicine

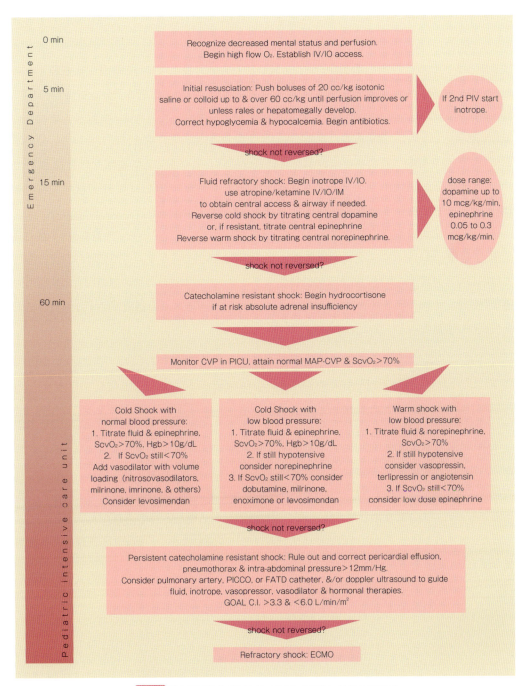

図1-3 敗血症国際ガイドラインのアルゴリズム（文献5より引用）

に3つのRCTが示された。集中治療の先進国である英国[6]、米国[7]、豪国[8]から報告されたこの3つの大規模RCTが示したことを以下に示す。

　Mounceyら[6]は、敗血症性ショックの成人患者に対するEGDT（Early goal-directed therapy）の有効性を通常治療と比較再検討した。これは、英国56病院から1,260名の敗血症性ショック患者を抽出し、EGDT群と通常治療群との2群に分けてその効果を比較検討したものである。

その結果、EGDT群のほうがより多くの輸液、より多くの血管作動薬、より多くの輸血を受けていたが、90日後の死亡率は、EGDT群と通常治療群で29.5％ vs 29.2％と、統計学的有意差はなかった。むしろEGDT群のほうがよりICU滞在日数が長くなり、医療費もより高くなった。また、米国[7]では31のERで1,341名の敗血症性ショック患者をProtocol based EGDT群・Protocol based standard care群（中心静脈カテーテル挿入、カテコラミン投与、輸血を必ずしも必須としない）・通常治療の3群に分けて入院60日目の死亡率を比較している。結果としては、この3群間で死亡率に統計学的有意差は認められなかった。豪国[8]でも51施設で1,600名の早期敗血症性ショック患者をEGDT群と通常治療群とに分けて90日後の死亡率を比較しているが、ここでも統計学的有意差は認められなかった。

　以上3つの大規模RCTの結論は一貫している。EGDTでいわれている「大量輸液」「強心薬使用」「輸血」は、必ずしも全ての患者に全ての要素が必須ではなく、その患者の状況に応じて対応してゆけばよいだけのことなのではないだろうか？　本質は、目の前の患者の状態の的確な評価と、それに応じた適切な治療であり、「十把一絡げ」にした治療が必ずしも良い結果を生むわけではないということである。

現在の医療に必要とされるもの

　先述したように、診療ガイドラインといえども手放しで信用できるような「金科玉条」ではない。このような現状で、われわれは何を信ずるべきなのか？　回帰すべき点は、一人ひとりの患者の個別性に目を向けることではないか？　すなわち「十把一絡げ」の医療ではなく、各患者のその時々のABCDの状態をいかに正確に評価し、必要に応じて治療介入してゆくことではないだろうか？　そのためには身体所見だけでは十分ではなく、POCUを併用して身体所見を補完してゆくことが必要だと考えている。

RUSH exam[4]

1 RUSH examとは

Pereraらが始めたRUSH examは、POCUを用いた循環障害の病態分類（判定）を行うための方法である see 動画1-1 。これは、先述したPALSの循環障害の病態分類（判定）に応用可能である。RUSH examは、循環を以下の3点に絞って評価する。

① Pump（心機能評価） see 動画1-2
② Tank（循環血液量の評価） see 動画1-3
③ Pipe（血栓や動脈瘤などの血管の評価） see 動画1-4

2 Pump（心機能評価）

図1-4に示す3つのポイントから以下を評価する。左室長軸・短軸でそれぞれチェックすべき点を図1-5に示す。

①左室収縮能（図1-6） see 動画1-5
②左室拡張径、Kissing sign see 動画1-6、1-7
③右室拡大（肺高血圧、肺梗塞）（図1-7）
④心タンポナーデ（図1-8）
⑤房室弁逆流 see 動画1-8

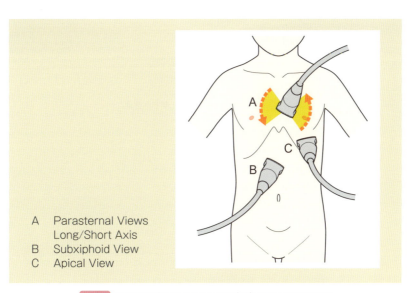

A　Parasternal Views Long/Short Axis
B　Subxiphoid View
C　Apical View

図1-4 RUSHにおけるPumpの評価法（文献4を参考に作成）

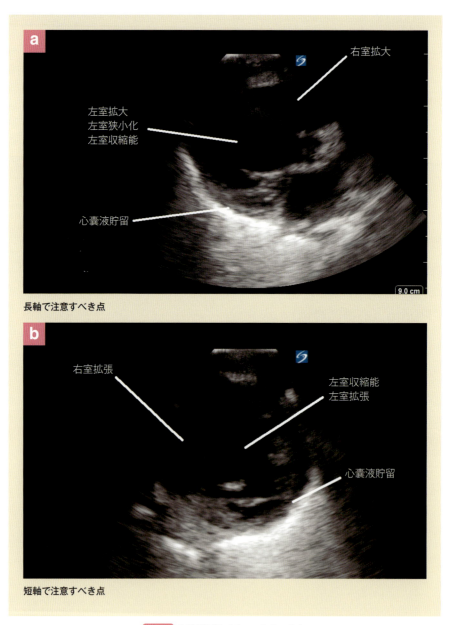

図1-5 心機能評価でチェックすべき点

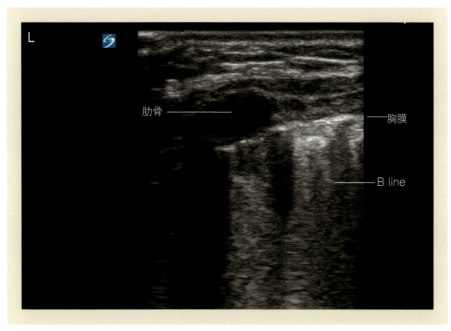

図1-6 肺水腫：B line

肺水腫の像としてB lineと呼ばれる白い帯状の像が胸膜から始まり、深部まで継続する。

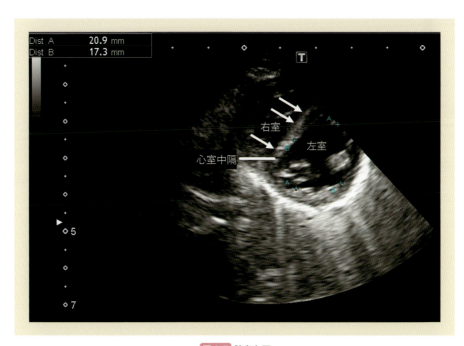

図1-7 肺高血圧

左室短軸像にて左室が右室に圧迫されて心室中隔が直線となり、左室がDの形になっている。
（埼玉医科大学総合医療センター小児科 川崎秀徳先生のご厚意による）

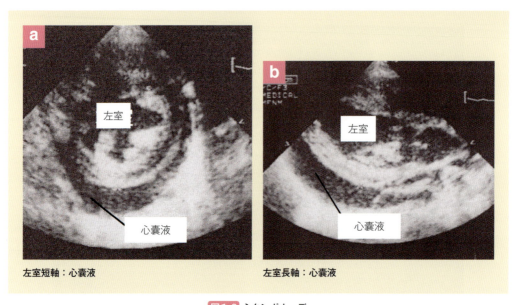

図1-8 心タンポナーデ
（埼玉医科大学総合医療センター小児科 本島由紀子先生のご厚意による）

3 Tank（循環血液量の評価）

図1-9に示す5つのポイントから、以下の点を評価する。
①下大静脈（IVC）の呼吸性変動（循環血液量減少） see 動画1-9、1-10
②胸水、血胸、腹水、腹腔内出血（図1-10）
③肝臓、脾臓、腎臓の損傷と出血
④気胸（図1-11） see 動画1-11

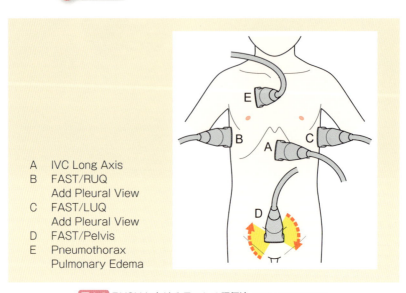

A　IVC Long Axis
B　FAST/RUQ
　　Add Pleural View
C　FAST/LUQ
　　Add Pleural View
D　FAST/Pelvis
E　Pneumothorax
　　Pulmonary Edema

図1-9 RUSHにおけるTankの評価法（文献4を参考に作成）

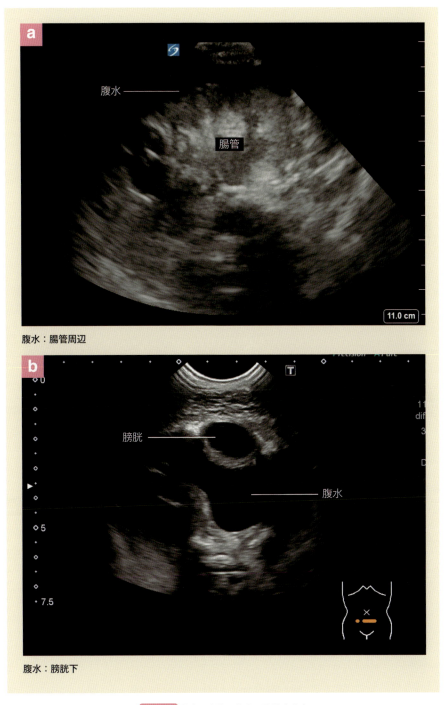

腹水：腸管周辺

腹水：膀胱下

図1-10 胸水、血胸、腹水、腹腔内出血

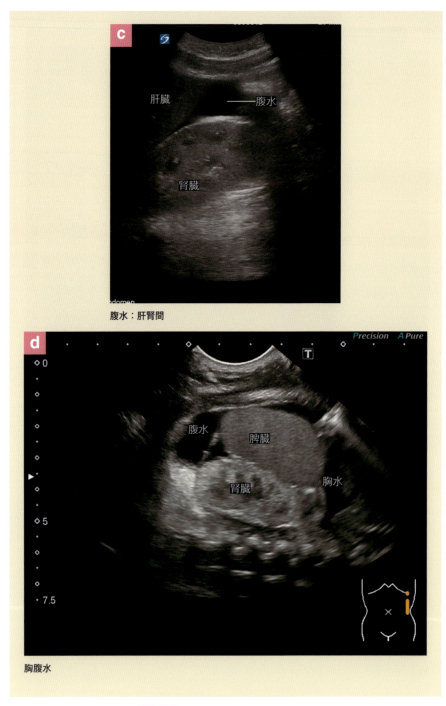

腹水：肝腎間

胸腹水

図1-10 胸水、血胸、腹水、腹腔内出血

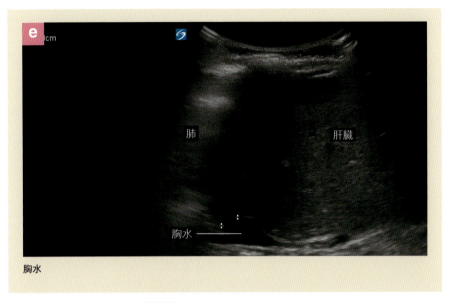

図1-10 胸水、血胸、腹水、腹腔内出血

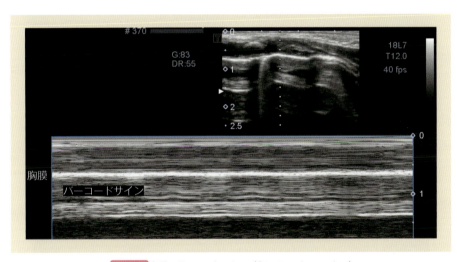

図1-11 気胸：Barcode sign（Stratosphere sign）

4 Pipe（血栓や動脈瘤などの血管の評価）

小児では成人に比べこのような病態になることは少ないが、図1-12に示す6つのポイントから以下を評価する。

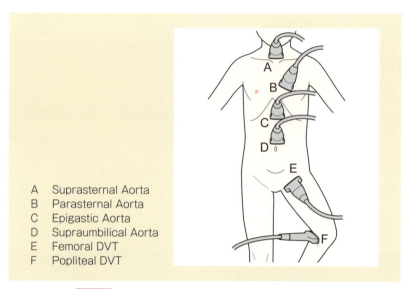

図1-12 RUSHにおけるPipesの評価法（文献4を参考に作成）

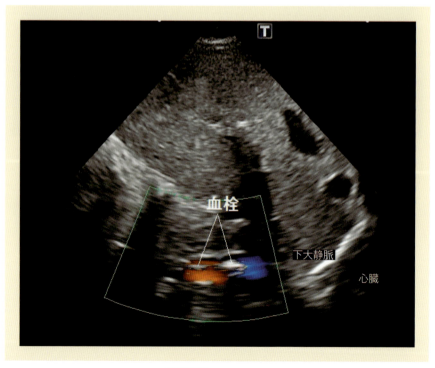

図1-13 下大静脈血栓
（埼玉医科大学総合医療センター小児科 石戸博隆先生のご厚意による）

①動静脈の塞栓、血栓(図 1-13)
②大動脈解離

5 RUSH examの実例

　このRUSH examを実際に用いてショックの病態を鑑別した2つの報告を以下に示す。まずBagheri-Haririら[9]は、ERに搬送された25名の成人患者を対象にRUSH examを施行して前方視的にショックの病態鑑別についての有効性を評価した。その結果、RUSH examと最終診断との相関率は0.84と高く、感度88％、特異度96％と、十分臨床に適用できるレベルの高さであった。

　Ghaneら[10]もERに搬送された77名の成人患者を対象にRUSH examを施行して前方視的にショックの病態鑑別についての有効性を評価した。この研究では、ER医と放射線科医でRUSH examと最終診断との相関率を比較し、0.7 vs 0.73と有意差はなかった。しかし、放射線科医を呼んでRUSH examを施行してもらうまでにはかなりの時間を要するので、ER医が行うべき検査であると指摘している。血液分布異常性ショックや病態が混合している場合の感度はそれぞれ72.7％、63.6％とやや低いが、それ以外の病態の感度、特異度はどちらも90％を超えていた。

　本章では特に「C」に重きを置いたが、続く章で述べられるように、ABCD全ての面においてPOCUは応用可能である。それらを参考に、ぜひ読者独自の新たなPOCUの応用方法を考案していただきたい。

●文 献

1) American Heart Association. PALSプロバイダーマニュアル．AHAガイドライン2010準拠．東京，シナジー，2013.
2) Irwin, Z, et al. Advances in Point-of-Care Thoracic Ultrasound. Emerg Med Clin North Am. 34 (1), 2016, 151-7.
3) Shokoohi, H. et al. Bedside Ultrasound Reduces Diagnostic Uncertainty and Guides Resuscitation in Patients With Undifferentiated Hypotension. Crit Care Med. 43 (12), 2015, 2562-9.
4) Perera, P. et al. The RUSH exam 2012: rapid ultrasound in shock in evaluation of the critically ill patient. Ultrasound Clin. 7 (2), 2012, 255-78.
5) Surviving Sepsis Campaign Guidelines Committee including The Pediatric Subgroup. Surviving Sepsis Campaign: international guidelines for management of severe sepsis and septic shock, 2012. Intensive Care Med. 39 (2), 2013, 165-228.
6) Mouncey, PR. et al. Trial of early, goal-directed resuscitation for septic shock. New Engl J Med. 372 (14), 2015, 1301-11.
7) ProCESS Investigators, et al. A randomized trial of protocol-based care for early septic shock. New Engl J Med. 370 (18), 2014, 1683-93.
8) ARISE Investigators; ANZICS Clinical trials group. Goal-directed resuscitation for patients with early septic shock. New Engl J Med. 371 (16), 2014, 1496-506.
9) Bagheri-Hariri, S. et al. The impact of using RUSH protocol for diagnosing the type of unknown shock in the emergency department. Emerg Radiol. 22 (5), 2015, 517-20.
10) Ghane, MR. et al. Accuracy of Rapid Ultrasound in Shock (RUSH) Exam for Diagnosis of Shock in Critically Ill Patients. Trauma Mon. 20 (1), 2015, e20095.

埼玉医科大学総合医療センター小児救命救急センター　櫻井淑男

Part 2
描出の基本とノボロジー

Point

- この章は描出ができるようになった頃にもう一度読むべきページ。
- 目的に応じてプローブを選択する。
- プローブ操作はスライド、ローテート、チルト。
- 支点をつくり、プローブ接地面を固定する。
- X線写真同様、超音波画像にも提示法がある。基本はCTに準じよう。
- POCUでは細かい設定をいかに省いて所見を取るかが重要。
- 画質改善のためには最低限、深度とゲインを覚えておく。
- 小さな児では体温低下や圧迫に注意する。

超音波とは

　全ての波はエネルギーをある場所から別の場所に伝播する。音波もそのような波の一つである。音波は空気あるいは組織中の分子を振動させて伝わり、ヒトは音波が鼓膜に伝わり振動すると音として認識する。人間は20ヘルツから20,000ヘルツ（20kHz）までの音波を耳で聞くことができるが、その範囲外の音は聴覚でとらえられない。ヒトの把握できる音域を超えた高周波の音波（20kHz以上）を超音波という。

　ちなみに、ヒトは加齢によって聴覚が低下し、いわゆる「耳年齢」というものがある。子どもや若者には聞こえて大人には聞こえない音域があり、モスキートサウンドと呼ばれる。60歳程度になると超音波ではないにもかかわらず、10,000Hz（10kHz）の音域でも聞こえなくなってくるが超音波とは呼ばない。

超音波装置の原理＝音を見る

　鼓膜に伝わった音波は音として認識される。マイクを介した声は振動板を介して電気信号に変えられ、また電気信号はスピーカーから音となって出てくる。このように音波の振動エネルギーは電気信号に変換できる。超音波装置のプローブ（トランスデューサー）には、電気エネルギーを音に変換、あるいは音を電気エネルギーに変換することのできるピエゾ素子と呼ばれる物質が埋め込まれている。ピエゾ素子に力が加わると変形し、力に応じた電荷が発生するため、音―電気エネルギーを変換することができる。超音波装置は圧電効果の原理を利用して音波を作り出したり受信したりし、組織から戻ってきた超音波は電気エネルギーに変換され、画素としてスクリーンに表示される。画素の灰色の色調は戻ってきた超音波の強さに依存し、強ければ白く明るく、弱ければ黒く暗く表示される。つまり、超音波装置を用いてヒトは「聞いた音を見ている」ということになる。

プローブで用いられる周波数

　超音波の周波数は高いほど振幅が小さい。きめ細かな波となり解像度が良くなるが、その分減衰してしまい、深部には届きにくくなる。逆に、周波数が低いほど画像は粗くなりがちだが、より深部にまで到達できる。プローブを使用する場合にはこの原則を知り、浅くても解像度を求めるのか、深さによる全体像把握を重視するのかの選択を迫られることになる。小児は体格が小さいので、成人と比べて極端な到達深度は必要ない場合も多い。

使用プローブと特徴

プローブは観察部位に応じて主に3つの点から考慮する。

1）解像度
組織の細かな性状を観察したければ、より高周波なプローブが望ましい。

2）深度
深部までの観察を求めるのなら、より低周波なプローブを利用する。

3）観察の幅
　直下にある血管など、プローブの接触面の幅の観察でよいならリニア型を、プローブの接触面を覗き窓として、それ以上の横方向の広がりをもって深部の内臓器を観察したいのであればマイクロコンベックスやセクター型を用いる。

　小児は体格が小さいため、接触面は狭いほうが使い勝手が良い。ホッケースティック型やマイクロコンベックス、セクターなどの有用性が比較的高い（図2-1）。同じ臓器であっても一つのプローブに固執することなく適宜使い分けるが、可能な限り一つで済むほうが、POCUを実施するような切迫した状況で時間のロスを防げる。部位ごとの適正プローブの選択については各論を参照いただきたい。

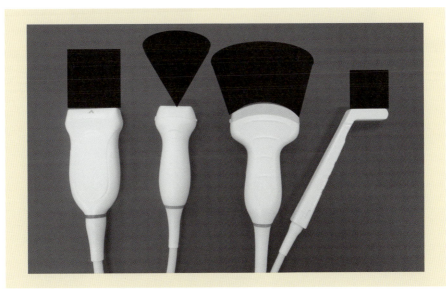

図2-1 各種のプローブと描出像
左からリニア、セクター、コンベックス、ホッケースティック型。黒塗りは各プローブでの描出様式を示す。

オリエンテーションマーカーとオリエンテーションインジケーター

　プローブからは超音波が平面上に放出される。プローブを180度回転させれば、画像イメージは裏表となり、画面の左右が反転する。このため、すべてのプローブには画面上の方位の参考のための目印となるオリエンテーションマーカー（OM）が設けてある。このマーカーに対応するようにモニタースクリーン上にはオリエンテーションインジケーター（OI）と呼ばれる●印や会社ロゴなどの目印が表示される。マーカーとインジケーターとの関係を認識して、画面の左右や上下が反転しないように注意する（図2-2）。

　画像イメージは全医療従事者が共通のルールで運用しないと部位の間違いなど医療過誤の温床となる。POCUにおいては検査技師を呼ぶゆとりがないような状況で、超音波所見で迅速に診療方針を決定づけるような場面も多く、日頃から画像の方位ルールを意識した描出を心がける。残念ながらマーカーもインジケーターも統一規格にはなっておらず、メーカーごとにデザインも名称も異なっている。

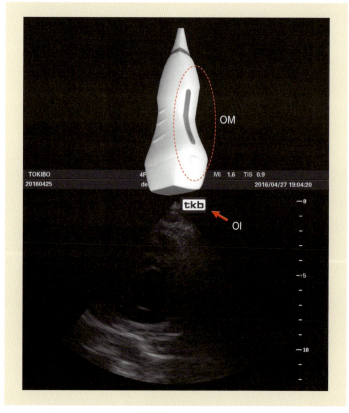

図2-2 OMとOI

プローブ側にデザインされた方位を示す印をOM（このプローブでは点線で囲んだ太い線）と呼び、それに対応するモニター画面上の印（←）をOIと呼ぶ。本図は例外的な心臓描出の例で、心臓描出ではOIは画面右にあるが、一般の描出では左に置くことが多い（本文参照のこと）。

画面の方位のルール

　エコー画面の左右や上下が反転していると、操作者と周囲のスタッフとの間で、あるいは事後に画像を閲覧・検証する場合に混乱を招く。基本的にはCT画像に準じた表示となることを覚えておく。つまり、横断（短軸）像は足元から眺めるように画面の左が患者右側、画面右は患者左側となる。矢状断（長軸）像は頭側が画面左、足側が画面右となる（図2-3）。

　注意すべき点として、心エコーは独自の国際ルールで運用され、頭側・尾側が反転した画像表示を行うため、矢状断像においては頭側が画面の右側になる。頸動脈エコーも同様で、血管の中枢側が画面左、末梢の頭側は画面右側になる。このため循環器科医と他科の医師が救急外来などで協同する際に、互いに違和感を覚えつつ議論することはよくある。心エコーが例外的だと考えておく。

CTルールで描出するコツ

　CTルールに準じて描出するコツは、画面のオリエンテーションインジケーターに注目することである。まず、患者と対面するようにプローブをあてる状況で想定しよう。インジケータ

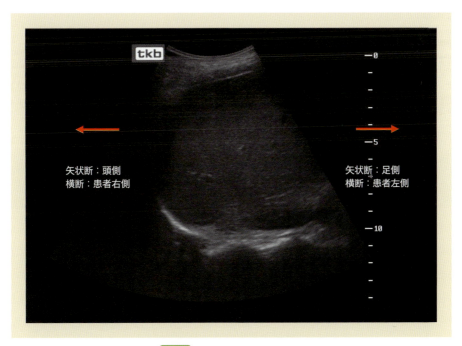

図2-3 基本はCTルールでの描出
矢状断なら頭側は画面左。横断であれば足から見上げる像とするため、画面左は患者右である。

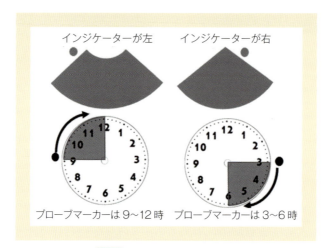

図2-4 CTルールで描出するコツ

本文参照のこと。ただし心エコーと頸動脈エコーはこのルールの例外。

ーが画面左にある場合は、プローブのマーカーも画面と同じ側の9時、すなわち患者の右側にそろえれば横断像は足から見上げる像となる。矢状断にする場合は、そこから時計回りに90度、つまり12時（頭方向）に向ける。プローブのマーカーは常にこの範囲内にあるように描出するとよい。インジケーターが画面の右にある場合、横断像の描出はマーカーを右（3時、すなわち患者の左）に向ける。矢状断はそこから時計回りに90度、つまり6時（足の方向）である（図2-4）。基本的にこの範囲内を逸脱しないように操作すれば、CTルールに従った描出ができる。

ただし心エコー（セクタープローブ）では画面のオリエンテーションインジケーターは通常右に表示され、矢状断の方向が通常と反対で、画面右が患者頭側となる。この場合、プローブマーカーは12時から3時の範囲で操作するが、傍胸骨左室長軸像ではこの範囲を逸脱し、患者の右肩（＝10～11時）に向ける。

プローブの持ち方とあて方

児にあてる場合、プローブだけを押しつけることのないよう留意する。特に大泉門部や胸腹部での描出では、プローブだけを押しつけると圧迫により思わぬ循環動態変化を誘発することがある。ペンシルグリップ、スクリュードライバーグリップなど各種の持ち方があるが、まずは児の体に手掌や指などで支点となる部位をつくり、プローブ自体は指先でやさしく操作するものと心がけよう。また、超音波ゼリーは温めたものを用い、描出時間を最小限にするなど、体温低下への配慮も必要である。

プローブの操作

　プローブの操作には、体表面に沿って移動するスライディング（sliding）、プローブの位置は変えずにオリエンテーションマーカーを時計回り・反時計回りに回転させるローテーション（rotation）、同じく位置を変えずにプローブを傾けるチルティング（tilting）がある（図2-5）。チルト操作のうち、コンベックスプローブ特有の円弧に沿った動きはロッキング（rocking）、アングリング（angling）と呼ばれる。

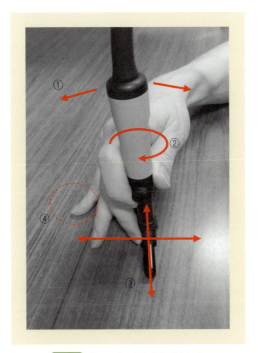

図2-5 プローブの安定化と動かし方
ペンシルグリップで保持している様子。
①チルト：傾ける操作。プローブの接地面が浮くと描出が悪化するので注意。
②ローテーション：中心軸に沿って回転させる。
③スライド：体表面に平行のまま滑らせる。
④必ずどこかに支点をつくり、プローブが滑ってずれるのを防ぐ。特に肺の胸膜など動きを伴う対象臓器の観察を行う場合に重要である。

ゲルの使用

　超音波ゼリー、ゲルを適宜使用する。直接体にたらすと無駄に消費するだけでなく、患者にとって不快である。適宜必要な分だけプローブにのせるようにつけることを推奨する。

ノボロジーとは？

「ノボロジー」とは聞き慣れない名前だが、超音波装置の操作盤上に所狭しと並んでいるノブやボタン、ツマミ類をどのように操作すべきか、という意味である。ノボロジーを理解していないとボタン操作で悩むことになり、描出がその都度中断され、結果的に検査時間が長くなる。協力が得られにくく、集中力を維持できない小児患者において、検査の延長は可能な限り避けねばならない。

ノボロジーには①基本と②発展の2種がある。基本ノボロジーとは「描出にあたり最低限知っておきたいこと」を、発展ノボロジーとは「描出後に行う、例えば心エコーにおける駆出率（EF）などの細かい計測など」を指す。POCUでは定期検査と異なり、必要なときに即座に描出できることが理想であるため、基本ノボロジーはゲイン、深さを中心に覚え、発展ノボロジーは各超音波メーカーで計測方法を工夫しているので、施設ごとの機種で覚えていくしかない。本章ではまずここから始める、という必須項目のみを紹介する。緊急対応のためには on/off、プローブ切り替え、深さとゲイン調整が必須項目となる。

1）on/off スイッチ

超音波装置はコンピューターと同じであり、電源の入れ方、切り方はしっかりおさえよう。

2）プローブの選択方法

ボタン切り替えの場合もあるが、ラップトップ型など小型の装置ではプローブを基盤や差込口ごと交換する必要があるものもある。

3）ID 入力方法

保存した画像をレビューするためにも、ID の入力方法は覚えておきたい。特に近年は電子カルテに画像を転送する場合などにあらかじめ患者 ID を求められることもある。

4）モード切替

B モード、M モード、カラードプラなどの切り替えボタンは必須である。

5）フリーズ

画像を静止させる。

6）画像保存関係

静止画保存、動画保存と呼び出し、レビュー方法を知っておく。もちろん緊急時は見るだけ

で終わることもあるが、そんなときほどせめてその場で静止画プリントアウト、動画保存を行い、検証できるようにしておきたい。

画像の最適化のためにはゲインと深さが重要

1 ゲイン

　ゲインは戻ってきた超音波の強度を増幅してモニタースクリーンに表示する、一言でいえば画面の明るさの設定である。ゲインを上げるとモニターの表示輝度が上がり明るくなり、下げるとモニターの表示は暗くなる（図2-6）。近年では「オートゲイン」コントロール機能を搭載しているものもあり、画像の画素解析の結果から最も適切なゲイン設定にしてくれる。また、機種によっては全体ゲインの調整だけではなく深度ごと（浅い部分だけ、あるいは深い部分だけ、など）の調整を行えるものもある。

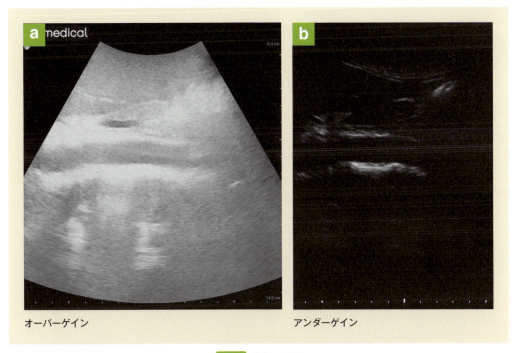

図2-6　ゲインの調整

ab は同じ画像を異なるゲインで調整したもの。a はゲインが高すぎて微細な違いがわかりにくく、b はゲインが低すぎて構造の把握も困難である。またゲイン設定は超音波を実施する部屋の明るさにも依存する。

2 深度調節

目的とする構造物を詳細に見たいのか、全体像を把握したいのかにより、適宜深度調節を行う。たとえば肺の超音波で胸膜の動きを観察したい場合には深度は浅く、深部の胸水や実質臓器の観察には深度を深くする。目的なく深い設定を行うと、超音波の深部までの往復に時間を要し、フレームレートが低下して動きがコマ送りのようにぎくしゃくする。心臓のように動きの判断を行うには常に最適な深度調節が必要となる（図2-7）。

3 プリセット

プリセットは描出設定で、あらかじめ目的とする臓器を見やすくするように超音波の出力などを調整してあるボタンである。一般にプローブごとで定められており、使用プローブで描出に適さない臓器は選択できないことが多い。airwayやlungなどの設定を設けているメーカーはまだ多くないため、たとえば気道を見るなら表在構造物、筋肉、甲状腺などで代用し、よく見える設定を選ぶ。

4 Pen/Res/Gen調整

プリセットが臓器別の設定であるのに対し、Pen/Res/Gen切り替えは対象臓器によらず、

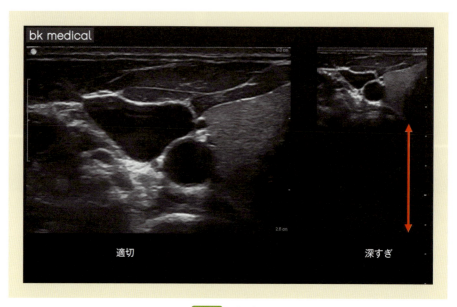

図2-7 深度調節

適切な深度調節は対象構造の観察のためだけでなく、超音波の効率的な利用に重要でもある。浅すぎても、深すぎても重要な情報の欠落の原因となる。

Penは深達度（Penetration）優先で低周波数のため解像度を犠牲に、Resは解像度（Resolution）優先で高周波数だが深度を犠牲に、Genは一般（General）としてPenとRes両者の中間の設定となる。プリセットと異なりワンタッチで手軽に切り替えができる。

超音波装置のメンテナンス

　同一の超音波機器を複数の患者に使う以上、感染対策の観点からプローブの洗浄、消毒方法に関しても知っておくべきである。各メーカーごとのマニュアル上に洗浄・消毒方法が記載されているので、それに従う。基本的にプローブ、ケーブルなどは患者ごとに拭き取り消毒し、ゼリーがついたままにならないように留意する。また、ノボロジー操作を行うコンソール画面は汚染しやすい。とくにキーボード配列などがある機種ではビニールシートをかぶせておくなど、汚染対策を講じるとともに消毒しやすいように工夫する。最新の機種ではコンソールはタッチパネルで平坦であり、メンテナンスが容易になっているものもある。

超音波は非侵襲的……とは限らない！

　超音波は非侵襲的で、何度でも繰り返し実施できるとされる。しかし、超音波はエネルギーを伝播する。あて続ければそのエネルギーは熱に変換され、組織温の上昇を来す。その指標はThermal indexとして画面上に表示される。また、超音波は組織を振動させ、深部で気泡を形成する。気泡が割れる際には周囲にその衝撃波が波及し、組織損傷のリスクはゼロではない。その指標がMechanical indexとして表示される。たとえば超音波の影響を受けやすい眼球などではTI < 1, MI < 0.23の条件下で描出を行うよう定められている。それ以外にも、小児ではプローブによる圧迫の外力、走査のための脱衣、冷たいゲルによる体温低下など、成人よりもより繊細な対応が必要となる。放射線被曝と同じく「As Low As Reasonably Achievable：ALARAの原則」での運用を意識し、より短時間で、より少ないエネルギー出力での描出を心がける。

● 文　献
1) 鈴木昭広．"これだけはおさえたいエコーの基礎知識"．救急エコースキルアップ術：正確にサッと描出し，患者状態をパッと診るワザを伝授！レジデントノート17（5）増刊．鈴木昭広ほか編．2015．
2) 鈴木昭広．"超音波画像の描出ルール"．こんなに役立つ！肺エコー：救急ICUから一般外来・在宅まで．東京，メジカルビュー社，2014．

東京慈恵会医科大学麻酔科学講座　**鈴木昭広**

Part 3
心機能&ヴォリューム評価

Point

- POCUにおける心エコーの目的は、複合心奇形の診断や詳細な心機能の評価ではない。循環障害の診断、評価・分類をする際の重要なツールとしての役割を担うことである。

- 循環障害は生命にかかわる重篤な障害であり、原因により治療が全く異なる場合があるという特徴を持つ。そのために、早期の正確な原因分類が必要になる。エコーで心収縮を見ることで、すぐに心ポンプ機能を評価することができ、心原性ショックを確定することができる。また、心嚢液の貯留があれば、閉塞性ショックの原因と考え、緊急の心嚢穿刺を行う介入ができる。しかも、心嚢穿刺を心エコーガイド下に行うことで、処置の安全性が高まる。さらに、下大静脈の径や呼吸性変動を確認することにより、右房圧や循環血液量の推定も行うことができる。

- このように有用なツールではあるが、欠点もある。エコーの最大の短所は、検者間能力の差である。そのため、知識と技術の獲得に努める必要があることを強調しておきたい。

総論

1 目的

　蘇生が必要な状態、あるいは蘇生開始後に心臓が動いているかを、脈の有無や聴診所見などの診察所見や心電図から正確に判断することは難しい。心エコーは心臓の動きを見ることができるので、正確な判断が可能である。

　ショックの原因には、心原性・循環血液量減少性・血液分布異常性・閉塞性があるが、心エコーを用いることで、診察所見だけで判断することに比べ、より正確な診断が可能になる。心臓の収縮能低下があれば心原性であり、下大静脈の太さや呼吸性変動を見れば循環血液量を評価できる。閉塞性疾患の存在を疑う所見も見つけることができる。

　POCUにおける心エコーの目的は、複合心奇形の診断や詳細な心機能の評価ではない。心嚢液の存在の有無、心収縮能や循環血液量の大まかな評価である。また、時間的制約が重要な要素であるため、細かな計測はできるだけ避け、画像を見ただけで判断することが必要になる。

2 検査方法

1) 機器の設定

●プローブ（探触子）の選択

　骨や肺（空気）は超音波を通さないので、プローブを置くビーム投入可能部位（音響窓；acoustic window）は胸骨上窩部、胸骨傍部（主に第3〜4肋間）、心尖部ならびに肋骨弓下部（心窩部）などに限られる。狭い部位にプローブをあて、そこから拡がりを持った画像を得ることが必要であるため、プローブはセクター型を用いる（図3-1）。新生児から幼児までは

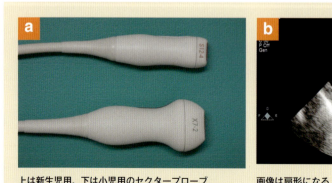
上は新生児用、下は小児用のセクタープローブ

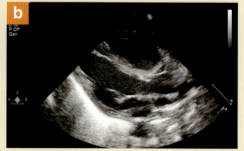
画像は扇形になる

図3-1 セクタープローブとその画像

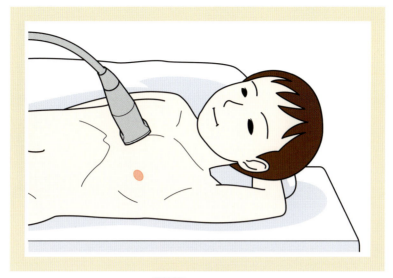

図3-2 検査時の体位
左側臥位で左上肢を挙げることによって、心臓を胸郭に近づけ肋間を拡げることができる。

5MHz、それ以降は2〜3MHzの周波数が適している。救急外来における小型超音波診断装置でプローブが1種類という制約がある場合は、マイクロコンベックス型プローブを使用する場合もある。

フレームレート

心臓は拍動している臓器なので、その動きを観察することが必要である。そのため、時間分解能（リアルタイム性）を考慮しなければならない。フレームレート（1秒間に構築する画像の枚数）を高く設定する必要がある。あらかじめ心臓用の設定を作っておくとよい。

2) 児の体位

心臓を胸壁に近づけ左肺を外側に偏位させるために、患児を左側臥位にすると良好な画像が得られやすい。さらに年長児では、左上肢を上げて左手掌を左側頭部に持っていく体位をとると肋間が拡大する効果がある（図3-2）。なお、心窩部から行う場合は、通常の臥位でよい。

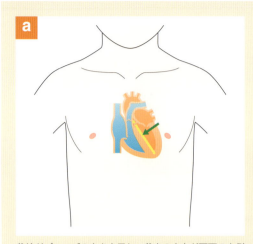
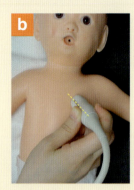

検者の手首を患児の体表に置き(接して安定させる)、セクタープローブを第1～3指でペンを持つように持ち、回転させて方向を決める。

黄線がプローブの向きを示し、黄点の方向が画面の右側になる。したがって、緑矢印のように心臓を見ていることになる。

図3-3 心臓の位置と左室長軸断層像描出時のプローブの向きとの関係

3) 画像の描出方法と正常像

POCUにおける心エコーでは、時間の制約が重要な要素であるため、必要な画像を限定して検査を行う。

胸骨傍アプローチ

胸骨左縁第3から第4肋間にプローブを体の表面に対し垂直に置き、画像を描出する。

左室長軸像

心臓は左胸部にあり、その長軸は体の長軸に対し、45度程度左側に向いている。この誰もが知っている解剖学的知識をイメージして、プローブを回転させて左室長軸に沿うように画像を描出する(図3-3)。断層像は切った断面を体の左側から覗いている像である。この際、左室長軸方向とプローブの方向が異なっていると、左室腔を斜めに横切ることになり、左室腔が短く描出される。そのため、左室腔ができるだけ長く描出されるようにプローブを微妙に回転させて向きを決定する。また、プローブが斜めに傾いていると左室の中心断面からずれてしまうので、内腔が小さく描出される。そのため、左室腔ができるだけ大きく描出されるようにプローブの傾きを決定する。通常は体表に対しほぼ垂直となる。

この断層像では、左室とそこから出る大動脈、その下に見える左房、大動脈弁と僧帽弁の動きを確認できる(図3-4)。左室の上方は右室であり、右室拡大があると左室は細長くなり、慣れればこの断層面でも左室と右室の大きさのバランスを判定できる。大動脈のValsalva洞径と左房径は正常では年齢を問わずほぼ等しいので、左房拡大を評価できる。断層像での左室の動きは、長軸像よりも次の短軸像で評価しやすい。

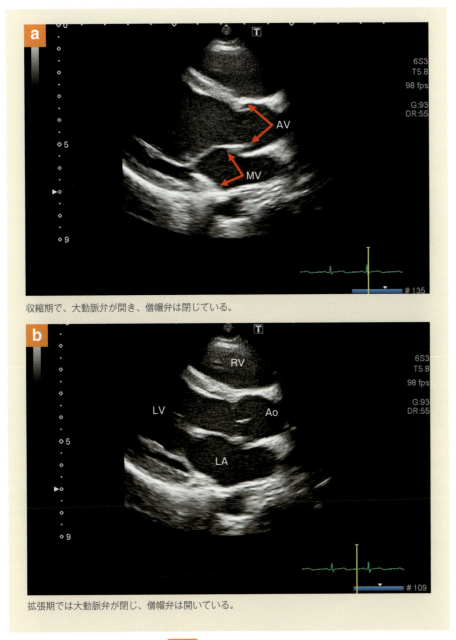

収縮期で、大動脈弁が開き、僧帽弁は閉じている。

拡張期では大動脈弁が閉じ、僧帽弁は開いている。

図3-4 傍胸骨左室長軸断層像

Ao：大動脈、AV：大動脈弁、LA：左房、LV：左室、MV：僧帽弁、RV：右室。

左室短軸像

　左室長軸像が描出される位置でプローブを時計方向に90度回転させると大動脈基部短軸像が得られる（図3-5）。この位置からプローブを心尖部方向にずらしていき、二つの乳頭筋が左右に見える乳頭筋レベルでの左室短軸像を描出する（図3-6）。断層像は、心尖部から心基部に向かって見ている像である。

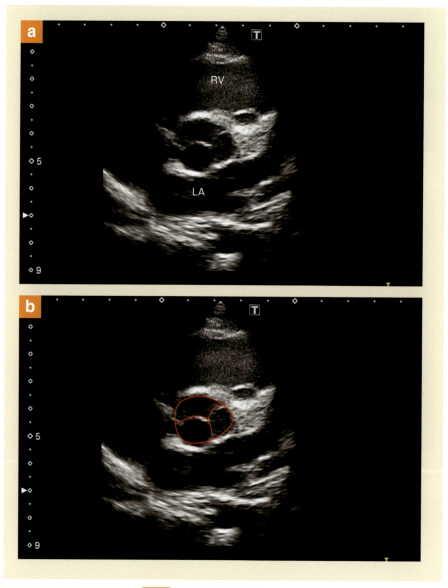

図3-5 傍胸骨大動脈基部短軸断層像
大動脈の3つの弁を確認できる。上方は右室（RV）、下方は左房（LA）である。

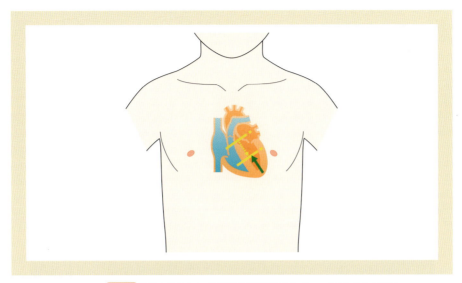

図3-6 心臓の位置と左室短軸断層像描出時のプローブの向きとの関係

上方黄線の大動脈基部の位置からプローブを心尖部へずらし、左室短軸断面を描出する。

　この断層像では左室が収縮期でも拡張期でも円形を呈するので、収縮の状態がわかりやすい（図3-7）。経験のある検査者であれば、この断層像の動きを見るだけで正確に収縮率を推定できるといわれている（eye ball ejection fraction）[1]。収縮の状態とともに、心室中隔の形態を確認することも重要である。正常では、左室は収縮期も拡張期も円形で、心室中隔は右室側に凸になっている。

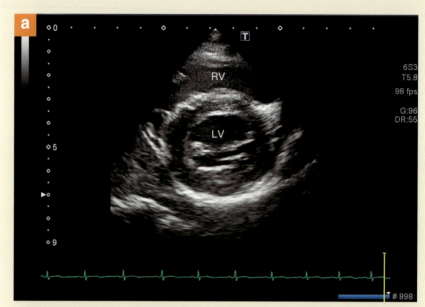

収縮期で、左室腔が小さく左室壁の厚みが増している。

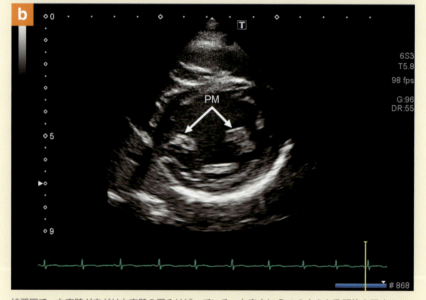

拡張期で、左室腔が広がり左室壁の厚みは減っている。左室内に2つの大きな乳頭筋を認める。

図3-7 傍胸骨左室短軸断層像

LV：左室、PM：乳頭筋、RV：右室。

- **心尖部アプローチ**

四腔断層像

　心尖部にプローブを置き、心尖部から心基部に向かって左室長軸の方向にプローブを倒す（図3-8a、b）。断層面が左室と右室の中央を通るように（右斜め45度の断面、図3-8c）、プローブを長軸像や短軸像の描出よりさらに右回転する。この断層面は、心臓の裏側から上下逆向きに観察している像である。4つの心腔が観察でき、左室が半楕円形に描出され（左室の形態はラグビーボールに例えられる——正確に言うなら、ラグビーボールの半分であるが）、全体の収縮を確認することができる（図3-8d）。また、心嚢内の液体貯留も確認しやすい。

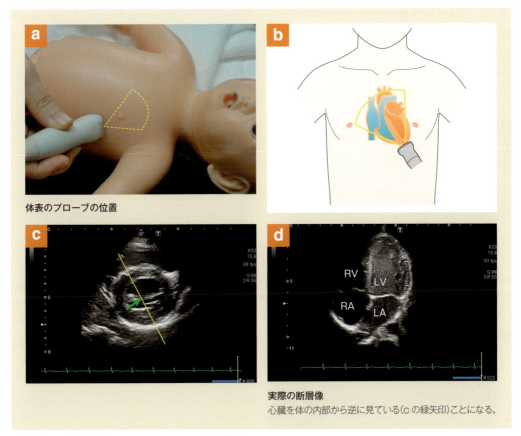

図3-8 心尖部四腔断層像
LA：左房、LV：左室、RA：右房、RV：右室。b、c は心臓と断層面の関係。

心窩部アプローチ

四腔断層像

　心窩部にプローブを置き、あとは心尖部と同様に四腔断層像を描出する（図3-9）。この断層像でも心嚢内の液体貯留の有無を確認することができ、外傷救急診療ではこれはFAST（Focused Assessment with Sonography for Trauma）の必須断層面の一つである。また、心窩部からのアプローチは、心肺蘇生などが行われている場合でも、それを妨げることなく行える利点がある。

下大静脈（IVC；Intra Vena Cava）像

　正常では、脊柱の腹側の右方に下大静脈が、左方に大動脈が存在する。心窩部にプローブを置き、体幹の短軸像を出すと、前述の脊柱、下大静脈、大動脈の位置を確認できる（図3-10）。プローブを少し児の体の右方にずらし、下大静脈の真上になるように置き、その走行に沿うようにプローブを90度左回転し、長軸像を描出する（図3-11、向かって画面の右が頭側、左が足側になる）。

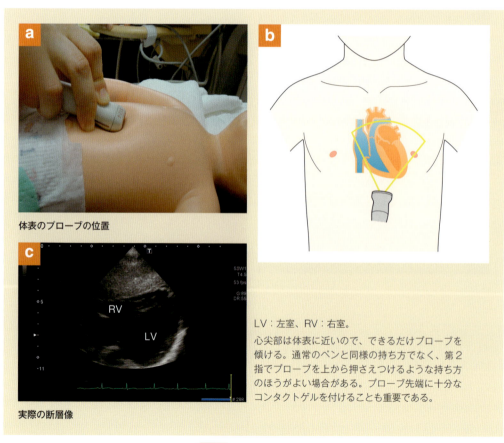

LV：左室、RV：右室。
心尖部は体表に近いので、できるだけプローブを傾ける。通常のペンと同様の持ち方でなく、第2指でプローブを上から押さえつけるような持ち方のほうがよい場合がある。プローブ先端に十分なコンタクトゲルを付けることも重要である。

図3-9　心窩部四腔断層像

下大静脈径で循環血液量を評価することができる。下大静脈径が細く呼吸性変動が大きい場合は、循環血液量の減少を意味し、逆に下大静脈径が太く呼吸性変動が少ない場合は、循環血液量が多い、あるいは右房圧の上昇が推測できる。呼吸性変動があるため、径の計測はMモードで行うのがよい（具体的方法は後述）。

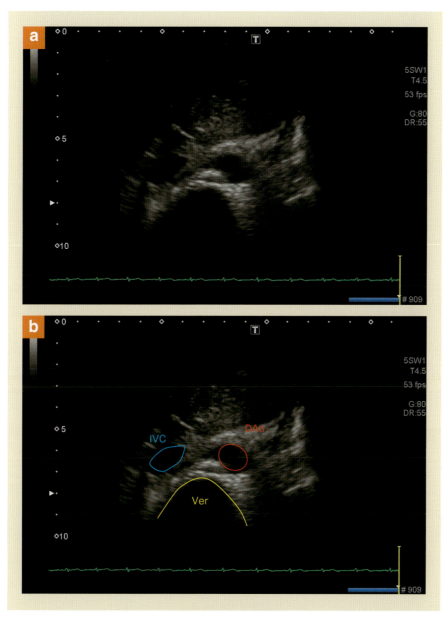

図3-10 心窩部横断像

DAo：下行大動脈、IVC：下大静脈、Ver：脊椎。
正常では脊椎の右に下大静脈、左に大動脈を認める。

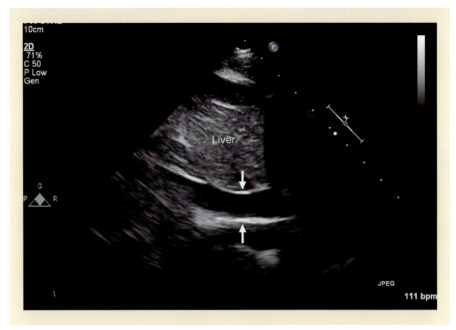

図3-11 下大静脈長軸像
画面の右が頭側、左が尾側となる。肝臓（Liver）の下に下大静脈（矢印）を認める。

3 計測方法

　本来、POCUにおける心エコーでは、細かな計測は不要である。しかし、計測を行うと、診断に客観性を持たせたり、経時的な比較をする上では有用なことがある。一方、正確な計測を行うには高い習熟度が必要であり、初心者の計測はむしろ行わないほうがよいと考える。

1）左室収縮能
　左室の収縮をより客観的に確認するために、断層像を指標に左室のMモードエコーを記録することがある（図3-12）。記録は僧帽弁尖先端から腱索レベルで行う。左室収縮末期径と拡張末期径を計測し、駆出率を計算する。左室収縮末期径は中隔エコーの最下点（米国）、あるいは後壁エコーの最上点（日本）で計測する。拡張末期の時相は心電図のQ波（米国）か、R波（日本）で計測する。日米で計測点が異なるが、施設内では一定にしておくべきである。Mモードエコーを記録する際の指標とする断層像は、日本では左室長軸像を用いることが多いが、米国では左室短軸の乳頭筋レベルの断層像を用いることも多い（図3-13）。

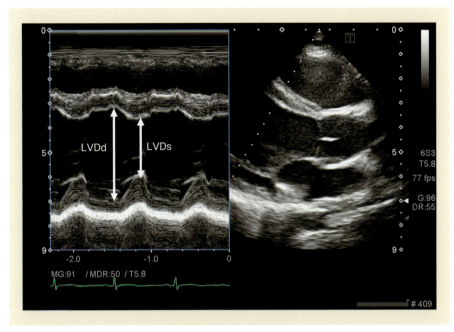

図3-12 左室Mモード像
LVDd：左室拡張末期径、LVDs：左室収縮末期径。

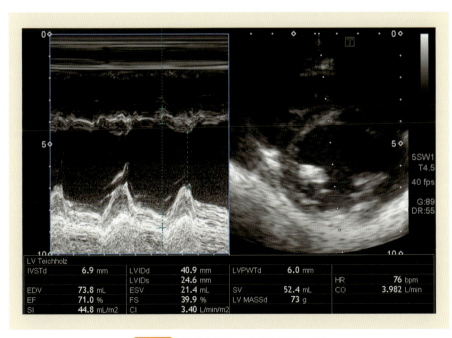

図3-13 短軸像を参考にした左室Mモード像

Mモードエコーよりも、断層像から左室収縮末期径と拡張末期径を直接計測することが推奨されている[2]。その理由は、心拍動の際に心臓全体の位置が移動することで、Mモードでは測定する場所がずれてしまうからである。左室収縮能の指標には、以下がある。

左室短縮率（Shortning fraction）
　＝（左室拡張末期径－左室収縮末期径）／左室収縮末期径（正常値＞30％）

左室駆出率（Ejection fraction）
　＝（左室拡張末期容積－左室収縮末期容積）／左室拡張末期容積（正常値＞55〜60％）

この際の容積は、左室を回転楕円体と仮定するPombo法、Gibson法、Teichholtz法などを用いることが一般的である。

これらは通常、超音波検査装置内で自動計算される。左室駆出率については、四腔断層像と二腔断層像の左室内腔をトレースして求めるmodified Simpson法による計測が推奨されている[2]。

2）心拍出量

ある部位を通過する血流量は、その部位の断面積（CSA；cross-sectional area）に血流速度を乗じて求めることができる。

　血流量＝CSA×血流速度

血流速度として瞬時血流速度を用いれば瞬時血流量が求められ、時間速度積分（TVI；time velocity integral）を用いれば、その時間の総血流量を求めることができる。

この方法が適応できる条件としては、断面積のどの部位でも血流速度が同じである（収縮期流速プロファイルが台形である）こと、血管径が計測（収縮期）中変化せず一定であることが条件となる（図3-14）。左室流出路の大動脈弁輪部ではこの条件を満たすので、心拍出量を求めることができる。しかし、他の末梢動脈では収縮期速度プロファイルが放物線状で血管径が変動することから、この方法を用いることはできない。

心拍出量を求めるためには、まず左室流出路の断面積を求める。左室流出路の断面は円形と仮定できるので、左室長軸断層面から直径（D）を測定する（図3-15）と、

　$CSA = \pi (D/2)^2$

左室流出路の同部位の血流速度波形を記録し、トレースしてTVIを求める（図3-16）と、心臓の1回拍出量（SV）は

　$SV = \pi (D/2)^2 \times TVI$

心拍出量（CO：cardiac output）は心拍数（HR：heart rate）を乗ずると求められる。

　$CO = HR \times SV$
　$ = HR \times \pi (D/2)^2 \times TVI$

この方法ではパルスドプラ法を用いるので、サンプルボリュームのサイズや折り返し現象（aliasing）が生じない繰り返し周波数（PRF；pulse repetition frequency）の設定など、専門的な知識が必要になってくる。また、実際に行ってみると誤差が大きく、高い習熟度が必要であ

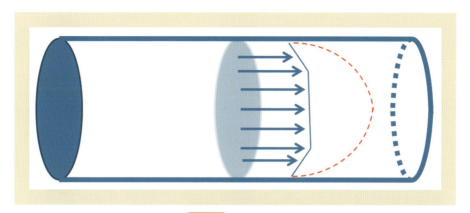

図3-14 血流量の測定

流速プロファイルが台形(実線)の場合は断面積と血流速度から血流量を求められるが、放物線(赤点線)の場合は不可となる。

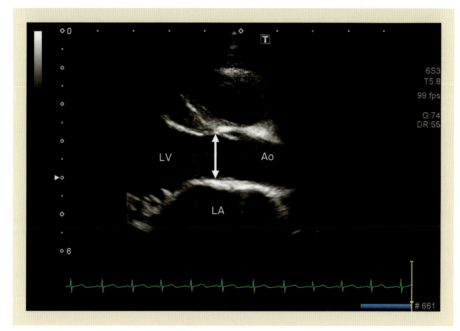

図3-15 左室流出路の直径の計測

大動脈弁輪部の径を計測する。

る。誤差を小さくする方法は3つある。

①直径の測定は、ズーム機能などを用いて画像を拡大して行う。断面積は半径を2乗して求めるので、直径の正確な計測はきわめて重要である。

②血流速度波形の計測は、カーソルの方向と血流の方向をできるだけ一致させる。血流速度波形はパルスドプラ法で行うが、カーソルの方向と血流の方向が30度以上違うと、たとえ角度補正を行ったとしてもその結果の信頼性は低くなる。心尖部からアプローチし、カーソルの方向と血流の方向をできるだけ一致させるように努める。

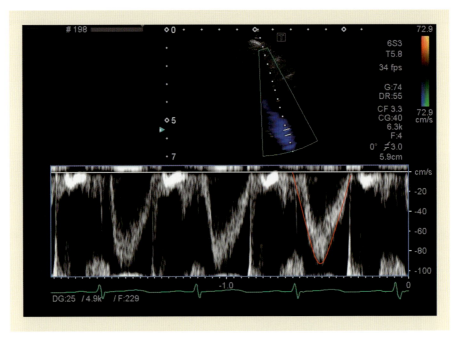

図3-16 左室流出路血流速度波形の記録

血流方向とカーソルの方向をできるだけ一致させ、径の計測部に一致させてサンプルポイントを置き記録する。次に血流速度波形をトレースし、TVI（time velocity integral）を求める。

③血流速度波形の記録は複数回行う。1回拍出量は呼吸による影響を受けるので、息止めができない小児では3〜5回計測してその平均を求める。

3）圧較差の推定

以下の簡易ベルヌーイ式を用いて、狭窄部前後の圧較差（P）を血流速度から求めることができる。

$$P = 4V^2$$

具体的には、弁狭窄の重症度の評価、三尖弁逆流からの右室収縮期圧の推定（図3-17）に用いられることが多い。血流速度は速いことが多いので、連続波ドプラを用いる。血流速度を正確に測定するために、カーソルの方向と血流方向をできるだけ一致させる必要がある。

圧較差を推定できるのは局所の狭窄部がある場合であり、漏斗状の狭窄では過大評価をすることになるので、結果の判定には十分な考慮が必要である。

4）循環血液量

下大静脈を長軸方向に描出し、肝静脈が合流する1cm末梢（あるいは横隔膜から2cm末梢）の部位で径を計測する。吸気時と呼気時を計測するため、Mモードで測定する（図3-18）。Mモードのカーソルと IVC が垂直になるように画像を設定することが重要である。中心静脈圧や循環血液量を反映する。成人では下大静脈径と以下の式により求められる呼吸性変動（CI；

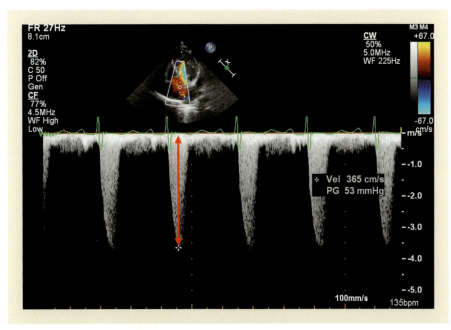

図3-17 血流速度からの圧較差の推定

三尖弁逆流から求めた右室と右房の圧較差は53mmHgであり、右房圧（10mmHg）を加えた63mmHgが推定右室収縮期圧となる。

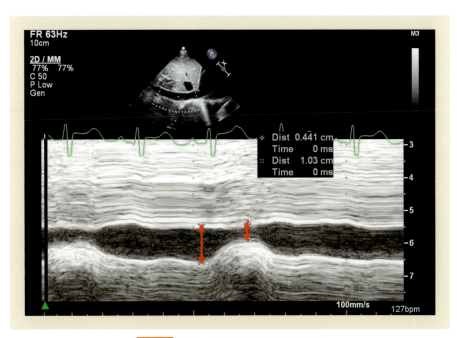

図3-18 Mモード法による下大静脈径の測定

表3-1 下大静脈からの右房圧推定

下大静脈径（mm）	呼吸性変動	推定右房圧（mmHg）
≦ 21	≧ 50%	0～5
≦ 21	< 50%	5～10
> 21	≧ 50%	5～10
> 21	< 50%	10～20

注意：日本の複数の施設からも値が出ており、正常下大静脈径を15mm、あるいは17mmで区分している。また、拡張があり、呼吸性変動がある場合は6～10mmHg、拡張があり、呼吸性変動が低下した場合は10～15mmHg、さらなる拡張や呼吸性変動が消失した場合、などと細かく5mmHgごとに分類している[4,5]。

colapseability index または carval index）から中心静脈圧を推定しているが（**表3-1**）[3]、小児では年齢により径が異なるため、推定は難しい。

$$CI = \{(max(IVC) - min(IVC))/max(IVC)\} \times 100$$

小児ではCIが50%以上で大動脈（Ao；Aorta）径との比IVC/Aoが1より小さければ脱水を示唆すると考えられ、輸液による脱水の改善の指標としても使える。

各 論

1　収縮能の異常

● 症例1：3か月児

主訴

咳嗽、哺乳不良

現病歴

5日前から咳嗽・鼻汁が出現。3日前に前医を受診し去痰薬が処方された。前日から咳嗽増悪、哺乳量の減少（通常の半分程度）を認め、夜には喘鳴があり、入眠困難であった。当日、前医再診。気管支炎と診断され、当院へ紹介された。

入院時現症

体重5,115g、身長59.8cm。体温36.9℃、脈拍148/min（中枢の脈は良好に触知するが、末梢の脈は弱く触知）、呼吸数60/min、血圧80/55mmHg、SpO_2 93％。意識清明だが、体動は不活発。心雑音なし。努力呼吸はないが、湿性ラ音が聴取される。右季肋下に肝臓を4cm触知。CRT < 2sec、末梢冷感あり。

血液検査

一般血液検査はWBC 8,800、Hb 10.8、Ht 33.8、Plet 39.9、AST 41、ALT 18、CRP 0.12。血液ガス（静脈）はpH 7.357、pCO_2 41.5、HCO_3^- 22.8、BE －2.6。

胸部X線

CTR 58％と軽度の心拡大と左3, 4号の突出を認めた。肺野に浸潤影は認めなかった（図3-19）。

心エコー

心尖部四腔断層像で左室、左房の著明な拡大を認めた（図3-20）。左室の収縮はきわめて不良で、Mモードエコーから求めたFSは6％、EFは15％であった（図3-21）。

その後の経過とまとめ

主訴からは呼吸器疾患が疑われるが、頻脈と末梢の脈・皮膚所見から、循環障害の存在が考えられる。心エコーを行ったことで、原因が心原性であることを確定し、拡張型心筋症と診断できた。利尿薬・強心薬の治療と気管挿管による人工呼吸管理を開始した。本症例のように収縮能が低下して左室が拡張する場合、左室形態がラグビーボール状から球状に（断層像では楕円形が円形に）変化してくる（図3-22）。

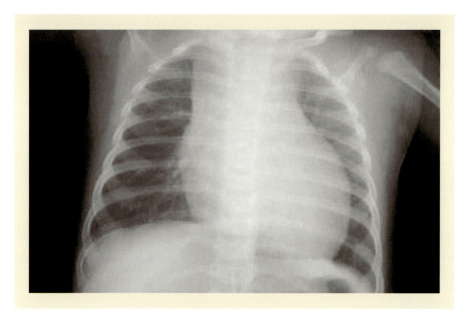

図3-19 症例1の胸部X線

軽度の心拡大を認める。

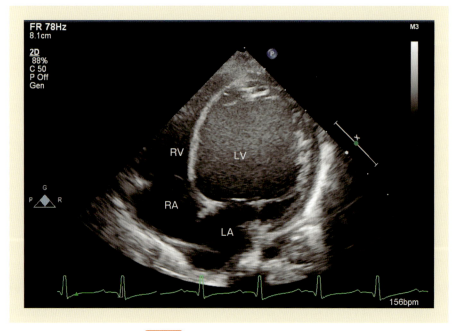

図3-20 症例1の心エコー（四腔断面）

LA：左房、LV：左室、RA：右房、RV：右室。左室の著明な拡大を認める。

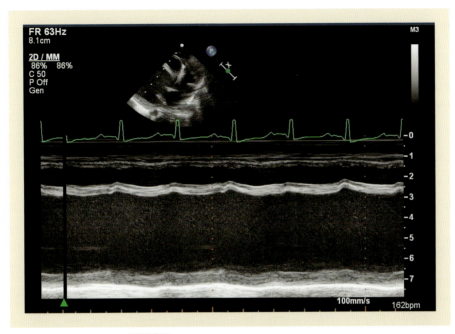

図3-21 症例1の心エコー（左室Mモード像）
左室の収縮はごくわずかである。

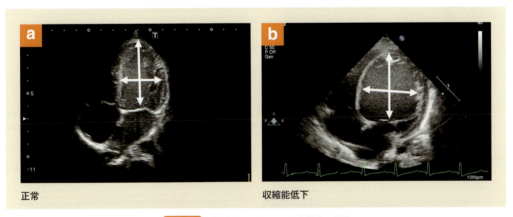

図3-22 収縮能低下における左室拡大の特徴

正常では長軸方向に長い楕円形（ラグビーボール状）を呈するが、収縮能低下では長軸と短軸の長さが同じ円形（球状）となる。

2 肺高血圧

● 症例2：11か月児

主訴

　顔色不良、徐脈

現病歴

　在胎週数25週2日、出生体重828g、帝王切開で出生。アプガースコア1分1点、5分3点。呼吸障害に対し気管挿管、以降、日齢129まで人工呼吸器管理となり、慢性肺疾患（CLD；chronic lung disease）を合併。日齢257から在宅酸素療法となり、外来で経過観察中であった。入院当日、激しい啼泣をきっかけに低酸素血症、徐脈となり、救急搬送された。

来院時現症

　閉眼して体動はわずか、皮膚色蒼白、自発呼吸あり呼吸困難はなく、脈拍50/min前後であった。バッグバルブマスクによる強制換気を行ったが軽快しないため、胸骨圧迫を開始し、静脈ルートを確保してアドレナリンを静注、脈拍100/min以上になり循環状態が安定した後、入院となった。

入院後経過

　入院30分後に、再び皮膚色蒼白、低酸素血症、徐脈となり、胸骨圧迫、アドレナリン静注を繰り返した。

心エコー

　左室長軸像では右室の著明な拡大と左室腔の狭小化を認めた（図3-23）。短軸像でも同様の所見を認め、収縮期に心室中隔が左室側に凸になり、左室が三日月状となり、右室圧の著明な上昇が示唆された（図3-24）。四腔断層像でも右室の著明な拡大と左室腔の狭小化を認めた（図3-25a）。

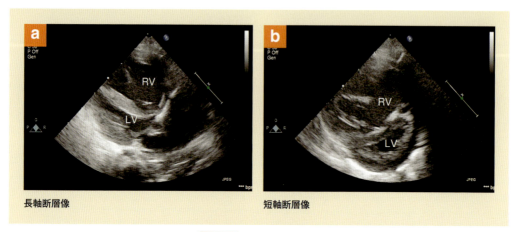

図3-23 症例2の心エコー
LV：左室、RV：右室。右室の著明な拡大と左室腔の狭小化を認める。

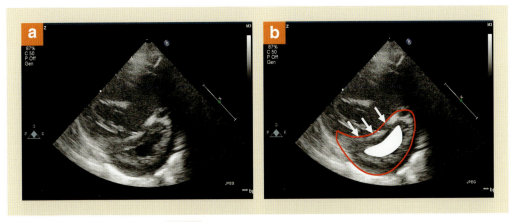

図3-24 肺高血圧における左室短軸像の特徴

心室中隔は正常とは逆に、左室側へ凸となっている。そのため、左室腔は狭小化し、三日月状を呈する。

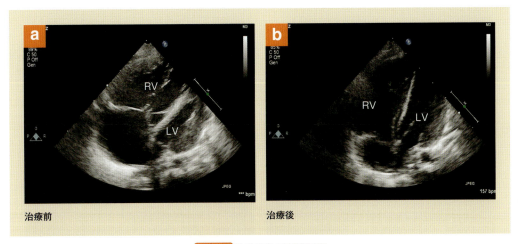

図3-25 治療前後の四腔断面像

LV：左室、RV：右室。治療前では右室の拡大と左室の狭小化を認めるが、治療後は著明に改善している。

その後の経過とまとめ

　心エコーにより、著明な肺高血圧発作（PH crisis）による肺循環・左房還流の減少と心拍出量の低下の病態が明らかになった。ただちに肺血管を拡張させるべくエポプレステノールの静注を緊急で開始した。その後の循環状態は安定し、治療6時間後の心エコーでは左室腔は拡がり、改善を確認した（図3-25、26）。肺高血圧の推定は、右室から肺動脈の狭窄がなければ左室短軸像で収縮期の心室中隔を観察することで、ある程度可能である。右室側に凸（左室腔は円形）であれば、左室圧＞＞右室圧であり、肺高血圧はないか、軽度である。直線的（左室腔は半円形）であれば、左室圧＝右室圧を示唆する。左室側に凸（左室腔は三日月形）であれば、左室圧＜右室圧であり、著明な肺高血圧が存在する。この左室腔の変形を定量化するために、中隔方向の長さとその直角方向の長さの比を計測する方法がある（図3-27）。なお、拡張

期に心室中隔が左室側に押されている場合は、右室の容量負荷が考えられる。

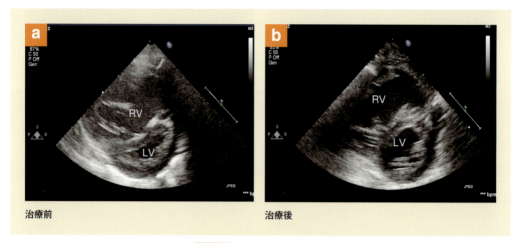

図3-26 治療前後の左室短軸像

LV：左室、RV：右室。治療前では右室の拡大と左室の狭小化を認めるが、治療後は著明に改善している。心室中隔は治療前は左室側へ凸になっているが、治療後は右室側へ凸となっている。それに伴い、左室の形態は三日月状から円状に正常化している。

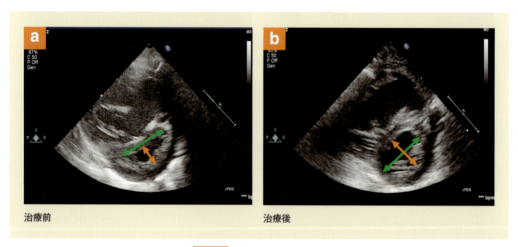

図3-27 左室短軸像における肺高血圧の推定

左室腔内の心室中隔に直交する径（橙：d1）と並行する径（緑：d2）を測り、その比（d1/d2）を計算する。正常では1だが、肺高血圧が強くなると小さくなる。治療前は高度の肺高血圧が存在し、治療後も軽度の肺高血圧が残存していることがわかる。

循環血液量の評価

●症例3：生後7か月児

主 訴

　嘔吐、下痢

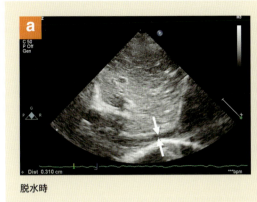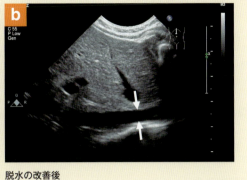

脱水時　　　　　　　　　　　　　脱水の改善後

図3-28 下大静脈径の計測

脱水時は狭小化していたが、脱水の改善を反映して径も正常化している。

現病歴

　入院2日前から下痢が出現、1回／hの高頻度で水様性であった。その翌日から発熱があり、近医受診、胃腸炎と診断され整腸薬を処方されるも軽快せず、夜から嘔吐も出現した。当日、前医再診し、全身状態不良のため、救急車で搬送された。

　来院時、ぐったりして体動なし。皮膚色蒼白、自発呼吸あり呼吸困難なし。脈拍159/min（中枢の脈は良好に触知するが、末梢の脈は弱く触知）、呼吸数48/min、血圧73/29mmHg、SpO_2測定不能。四肢の冷感著明、CRT 3sec。代償性ショック（原因は循環血液量減少性ショック）であり、緊急で静脈ルートを確保、生理食塩水100mLを10分で静注した。その後、声を出すようになり、脈拍の減少と血圧の上昇を確認し、入院となった。

入院時現症

　体重6.4kg（−10％の体重減少）。体温37.5℃、脈拍146/min、呼吸数32/min、血圧96/51mmHg。活気はなく、体動も少ないが、開眼し追視あり。皮膚色正常。CRT 2sec、皮膚冷感あるも改善。大泉門は陥凹、口唇と口腔粘膜の乾燥あり。胸腹部一般所見に異常なし。皮膚は乾燥し、ツルゴールの低下あり。

心エコー

　心奇形なく、心収縮良好。IVC径は大動脈径と比べ狭小化している（図3-28a）。

その後の経過とまとめ

　初期治療後のエコー検査ではあるが、IVCの観察から、未だ循環血液量が不十分であることがわかった。血液検査ではBUN 107mg/dL、Cr 2.84mg/dL、尿酸23.4mg/dLと上昇を認め、腎前性腎不全に合致する結果であった。その後の48時間で、さらに脱水の補正を行った。翌日のエコー検査ではIVC径は大動脈径と同じになり（図3-28b）、2日後の血液検査ではBUN 24mg/dL、Cr 0.38mg/dL、尿酸8.4mg/dLと改善を認めた。エコー検査でIVC径を評価することで、循環血液量を推測することができ、経過観察に有用であった。

4 心嚢液貯留

> 症例4：12歳児

主　訴

　胸痛、呼吸困難

現病歴

　1週間前から胸痛、易疲労感が出現。3日前に前医受診、当日、前医再診。胸部X線で心拡大が認められ、当院へ紹介された。

入院時現症

　体温36.9℃、脈拍90/min（中枢の脈は良好に触知するが、末梢の脈は弱く触知）、呼吸数30/min、血圧120/85mmHg、SpO_2 95％。意識清明だが、活気は低下、顔色不良。心雑音はないが、心音は減弱。努力呼吸はなく、肺呼吸音正常。右季肋下に肝臓を2cm触知。CRT＜2sec、末梢冷感あり。

血液検査

　一般血液検査はWBC 7,400、Hb 14.8、Ht 45.8、Plet 41.9、AST 31、ALT 28、CRP 0.25。血液ガス（静脈）はpH 7.423、pCO_2 38.2、HCO_3^- 25.6、BE－1.5。

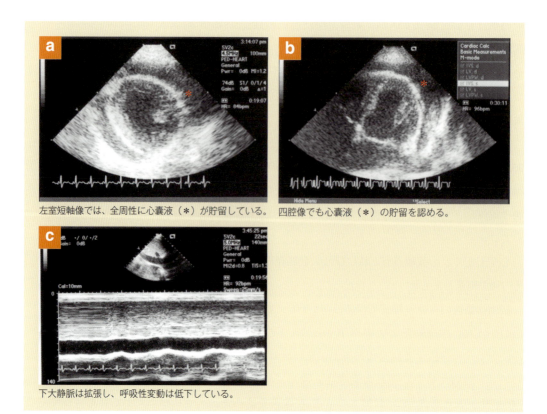

a　左室短軸像では、全周性に心嚢液（＊）が貯留している。
b　四腔像でも心嚢液（＊）の貯留を認める。
c　下大静脈は拡張し、呼吸性変動は低下している。

図3-29 心嚢液貯留

心エコー

左室短軸像および四腔断層像で心嚢液貯留を認めたが、右房や右室の虚脱はなかった（図3-29a, b）。また、下大静脈の拡大と呼吸性変動の減弱を認めた（図3-29c）。

その後の経過とまとめ

特発性またはウイルス性急性心膜炎による心嚢液貯留と考え、ベッド上安静とし、アスピリンとステロイドによる治療を開始したが軽快しないため、翌日に心嚢穿刺を行い、漿液性の液体を100mL除去した。一時的に症状は軽快したが、その後も心嚢液の貯留と症状は軽快せず、入院1か月後に心膜開窓術が行われた。この経過中、心エコーを心原性ショックの診断、心嚢穿刺時のガイド、経過中の心嚢液量の評価など、繰り返し行い、診療に有用であった。

●文　献

1) Rich, S. et al. Determination of left ventricular ejection fraction by visual estimation during real-time two-dimensional echocardiography. Am Heart J. 104, 1982, 603-6.
2) Lang, RM. et al. Recommendations for chamber quantification: a report from the American Society of Echocardiography's Guidelines and Standards Committee and the Chamber Quantification Writing Group, developed in conjunction with the European Association of Echocardiography, a branch of the European Society of Cardiology. J Am Soc Echocardiogr. 18, 2005, 1440-63.
3) Rudski, LG. et al. Guidelines of the echocardiographic assessment of the right heart in adults: a report from the American Society of Echocardiography endosed by the European Association of Echocardiography, and the Canadian Society of Echocardiography. J Am Soc Echocardiogr. 23, 2010, 685-713.
4) 今井幸一郎ほか. 右心不全をいかに評価するか？心エコー. 10（3）, 2009, 208-17.
5) 楠瀬賢也ほか. 下大静脈の見方. 心エコー. 10（10）, 2009, 966-74.

自治医科大学附属さいたま医療センター小児科　**市橋 光**

Part 4
気道の見かたと診断

Point

- 気道超音波は高周波プローブで簡単に実施できる。
- 横断では大きい楕円形で低輝度構造を呈する輪状軟骨が目印となる。
- 長軸像では三角屋根が甲状軟骨、厚いリングは輪状軟骨、薄いリングが気管輪。
- 挿管チューブの確認は気管内の double line を探す。
- 食道粘膜が全周性に観察でき、内腔が虚脱していれば食道挿管は否定できる。
- 胃を見てフルストマックの判断を行うことも気道管理に重要な技術である。

PEAS プロトコール

　超音波装置の進歩、特にプローブの高周波数化に伴い、身体の浅い部分の描出解像度は現在CTやMRIをも凌ぐレベルとなった。これまで一般に気道系は観察対象と考えられていなかったが、きわめて体表近くに存在するため、今や誰でも簡単に描出し、観察することができる。本稿では筆者らが取り組んできた気道超音波プロトコール「Perioperative Evaluation of the Airway via Sonography：PEAS プロトコール」を中心に気道の観察について解説する。

使用プローブと設定

　気道観察にはリニア型が適する。高周波であればあるほど観察は容易となる。ただし、小児は頸部が成人と比して相対的に短いため、幅の広いリニアは適さない。小さい児では長軸像の描出はホッケースティックなどで代用するが、周波数が下がる分、解像度は落ちる可能性がある。なお、超音波の描出設定ではairwayというプリセットは多くの機種で搭載していないため、superficial、muscle、nerve、thyroidなど、見やすい設定で代用する。

気道の構造

　まず、正常の気道構造を示す。図 4-1 は頸部正中にリニアプローブをあて、気道の長軸像を観察している。長軸像では体表に最も近く、楕円形の低輝度の軟骨構造を呈する輪状軟骨を目印にするとよい（太い赤矢印）。軟骨直下には空気との境界面を示す非常に高輝度の線状陰影が画面を横切るように描出される。その尾側で高輝度の線状陰影の上に、明らかに輪状軟骨より小さい楕円形の構造物が規則的に並ぶ。これらは気管軟骨である（↑）。

　輪状軟骨が同定できれば、その頭側には軟骨構造がしばし存在しない部位があり、ここが成人の緊急気道確保などで用いられる輪状甲状靱帯である（⟷）。さらに頭側に、大きめの低輝度の構造物として甲状軟骨が観察できる（五角形）。

　次に、気道の横断像を示す（図 4-2）。各軟骨は横断像でも区別はきわめて容易に行える。甲状軟骨はテント状の三角屋根構造を持つ低輝度構造物として認識され、輪状軟骨は厚みを持ったリング状に描出される。これに対して気管軟骨は厚みが輪状軟骨の半分以下で明らかに薄いため、両者を見誤ることはまずない。輪状甲状靱帯部には黒い低輝度の軟骨構造はなく、空気との境界面を示す高輝度の円弧状陰影のみが観察される。

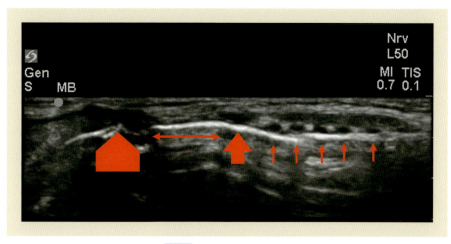

図4-1 気道の長軸像（1歳児）

高輝度線状陰影が空気との境界面である。この白い線状陰影が際立って観察できるとき、プローブが気道に対して垂直にあたっている証拠となる。高輝度線状陰影の表層に並ぶ軟骨構造の特徴と違いを本文で理解していただきたい。

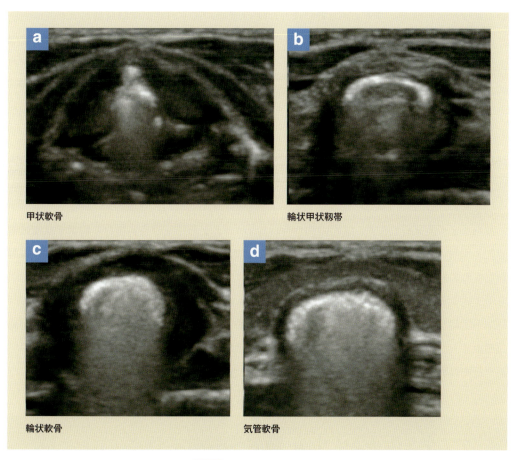

a 甲状軟骨
b 輪状甲状靱帯
c 輪状軟骨
d 気管軟骨

図4-2 気道の横断像（1歳児）

小さい児では、ミリ単位の微細なプローブ操作で各軟骨を見分けていくことが必要である。

気管挿管の確認

　急性期の患者ではしばしば気道確保のために気管挿管が行われる。小児では特殊な先天異常を有する患児を除けば、挿管困難の頻度は成人と比べて高くないとされる。それでも、小児では代謝が亢進しており、酸素消費量、二酸化炭素産生量ともに成人よりも多く、無呼吸の状況下ではすぐに低酸素・高二酸化炭素血症に伴って徐脈、心停止などを来しうる。このため、気管挿管を迅速に判断することはきわめて重要である。

　JRC 蘇生ガイドライン 2015 では、成人の場合、蘇生時の気管チューブの位置確認において、呼気二酸化炭素検出のカプノグラフィーが利用できなければ、気道超音波の利用が推奨される、と表記されるようになった。超音波による確認では、送気を行わなくてもリアルタイムに、あるいは事後に直接・間接的な所見をもとに、チューブの位置確認を行うことができる。

　甲状軟骨にプローブをあてることで、チューブが声門を通過する様子をリアルタイムに観察することができる。このビューを利用した超音波ガイド下気管挿管の実施も報告されている。チューブが気管前面に接する際には、人工的な二重の円弧上の高輝度線状陰影（double line）が見え隠れする。また、胸骨切痕上にプローブを横断像であてることで気管と食道を同時に描出し、食道が虚脱していることを挿管成功の間接所見として利用することも可能である。食道にチューブが挿入されると、食道内腔は拡張して音響陰影を伴い、あたかも気管が 2 つあるかのように描出される。図 4-3 に正常像を示す。

緊急の気道確保

　窒息などで換気ができず、気管挿管や喉頭上デバイスが利用できない場合、輪状甲状靱帯の穿刺・切開、あるいは気管切開などの外科的気道確保が必要になる。成人においては、体表解剖をもとに触知法で輪状甲状靱帯を同定することは非緊急時であっても困難であり、部位を誤りやすいことが知られている。頸部が短い小児でも同様であると想定される。気道超音波では触知が困難な場合であってもしばしば輪状甲状靱帯を同定することが可能であり、英国の困難気道ガイドラインでも推奨されている。少なくとも超音波を用いることで穿刺切開の高位の判断や正中の判断の助けになることから、日頃から積極的に利用していただきたい。

フルストマックの評価

　PEAS プロトコールでは、気道管理にあたり患者がフルストマックの状態か否かも判断する。

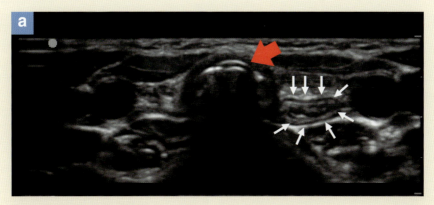

胸骨切痕の高さでの気道の横断像
中央に音響陰影を伴う円形構造物である気管が描出されている。気管内腔前面、1時方向に二重の高輝度円弧状陰（double line）影を認め、気管内腔に接した気管チューブが描出されている（赤矢印）。画面で気管の右下4時の方向に、虚脱した管状の粘膜構造をもつ頸部食道が描出されている。内腔は虚脱し、粘膜を全周性に認め（白矢印）、食道挿管ではないことを示す間接所見である。

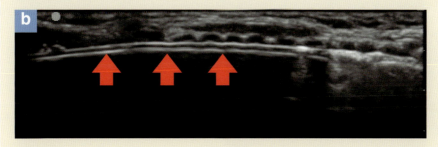

気管長軸像
各種の軟骨が一列に並び、その直下に気道との境界面を示す高輝度線状陰影の代わりに、二重の線が長く、甲状軟骨レベルから輪状軟骨を経て第5気管輪レベルまで伸びている。気管前面に接している気管チューブである（赤矢印）。

図4-3 正しい気管挿管後の例（1歳児）

心窩部に長軸にコンベックスプローブなどをあてることで肝臓の尾側に胃の前庭部の断面を描出し、胃内容の正常や量を推定することが可能である。図4-4に幽門狭窄の例を示す。

　以上、急性期診療に役立つ気道超音波に関して、PEASプロトコールから抜粋して紹介した。高周波リニアプローブがあれば誰でも簡単に実施できるため、ぜひ描出に慣れ、いざというときに躊躇なく実施できるようにしていただきたい。

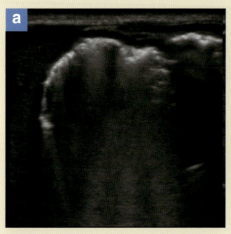
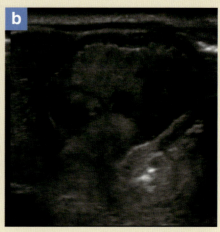

麻酔導入前、絶飲食にもかかわらず患児の胃内には大量の空気が観察された。胃粘膜の内面に空気−粘膜面境界を示す高輝度の陰影を認め、それより深部の観察は困難である。

児を右側臥位にすることで胃内容を幽門側に集め、かつ空気を観察領域から移動させることが可能である。図のように低輝度の輪状の粘膜構造内に内容液が大量に貯留していることが明らかとなった。

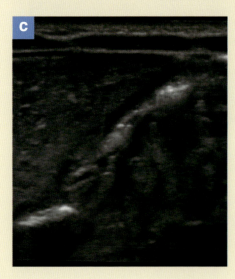

胃管を挿入し、内容物を可及的に除去し、胃が虚脱したことがわかる。こののち全身麻酔をマスクで導入した。

図4-4 幽門狭窄患者の胃の描出

●文 献

1) Suzuki, A. et al. Ultrasound-guided cannula cricothyroidotomy. Anesthesiology. 117（5）, 2012, 1128.
2) Marciniak, B. et al. Airway management in children: ultrasonography assessment of tracheal intubation in real time? Anesth Analg. 108（2）, 2009, 461-5.
3) Fiadjoe, JE. et.al. Ultrasound-guided tracheal intubation: a novel intubation technique. Anesthesiology. 117（6）, 2012, 1389-91.
4) Shibasaki, M. et al. Prediction of pediatric endotracheal tube size by ultrasonography. Anetshesiology. 113（4）, 2010, 819-24.
5) Schmitz, A. et al. Ultrasonographic gastric antral area and gastric contents volume in children. Paediatr Anaesth. 22（2）, 2012, 144-9.

東京慈恵会医科大学麻酔科学講座　**鈴木昭広**

旭川医科大学麻酔・蘇生学講座　**田中博志**

Part 5
肺の見かたと診断

Point

- 肺エコーは他部位の超音波検査と違い、肺実質の形態を評価するものではなく、肺（正常／病的）により形成されるアーチファクトを評価するものである。
- 小児領域では、従来行われていた気胸、胸水貯留の評価以外にも、肺実質病変（肺炎、細気管支炎、気管支喘息）や間質性病変（RDS、TTN）の評価にも応用されてきている。
- それらを正しく診断するためには、各アーチファクトの名称と特徴的な所見とを知る必要がある。

総　論

　近年、超音波検査装置の改良に伴い、以前は行われなかった領域にも超音波装置が用いられるようになってきた。肺がその代表的な一つで、気胸や胸水貯留に加えて肺炎やCOPDなど肺実質、間質病変の評価も行われるようになってきている[1]。

　成人領域ではeFASTの一部としての気胸診断や、肺炎、ARDSなどさまざまな病態でPOCUが用いられ、高い特異度を示している[2]。LichtensteinらはBLUEプロトコールを提唱し、高い診断精度を示している[3,4]。小児においても、成人同様に気胸や肺炎、細気管支炎に対してPOCUが行われ、症例の蓄積がなされている。

　本章では小児の肺エコーの正常像を説明した後、気胸、胸水貯留、肺実質病変（肺炎、細気管支炎）の評価について説明する。

1 肺エコーの特徴

　他部位の超音波検査と違い、肺エコーは肺実質の形態を評価するものではなく、肺（正常／病的）により形成されるアーチファクトを評価するものである。A line、B lineと呼ばれるような特徴的なアーチファクト（後述）があるが、その有無により評価を行っていくことになる。肺エコーで使用される用語を表5-1にまとめた。以下に実際の走査方法を説明していく。

2 プローブの選択

　小児は成人に比べ胸壁が薄く、胸郭幅も狭いため、5〜10MHzのリニアプローブ、もしくは2〜8MHzのマイクロコンベックスプローブを使用することが多い。マイクロコンベックスプローブを使用する利点は、肺以外の心臓や腹部臓器の評価もプローブを変えることなく行える点である（図5-1）。

表5-1 肺エコーで使用される用語

A line	胸膜から等間隔に認める線 Reverberation artifact
B line	胸膜ラインから伸び画面の深部まで伸びる線
C line/Consolidation	胸膜下や肺実質に認められる肺硬化像
Confluent B line	B lineが重なり結合して太く見える線
Multiple B line/B + line	B lineが1肋間に3本以上認められる像
Lung sliding	胸膜ライン下の肺実質が呼吸に合わせて動く
Lung point	Lung slidingが見えなくなる境界線
Seashore sign	M modeで見たとき lung slidingがある所見
Stratosphere sign	M modeで見たとき lung slidingがない所見
Interstitial Syndrome	TTNやRDSなど血管外肺水分量の増加や肺間質が肥厚するような病態の総称でMultiple B lineが認められる

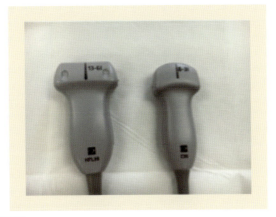

図5-1 リニアプローブ（左）とマイクロコンベックスプローブ（右）

3 患者の体位と準備

　全肺野を評価するにはある程度の時間が必要なため、患者の緊急度、重症度に合わせて走査範囲を決定する。たとえば、低酸素血症・閉塞性ショックの原因検索のような緊急度の高い状況では、両側の第4肋間鎖骨中線のみを走査して気胸の有無をまず評価する。発熱の原因検索のような緊急度の高くない状況では、両肺全体の評価を行う。

　患者の体位は仰臥位または座位で行う。胸水のように水成分を検索するときは座位が、気胸のように空気を検出するときには仰臥位で走査するほうが検出精度が上がる。また、小児患者は不動を保つことが困難のため、保護者の付き添いやDistraction device、保護者の膝上で走査を行うなど、患児の恐怖や不安に留意することも必要である。

4 肺エコー正常像

　図5-2に示すように、肺は肋骨と肋間筋、その下にある胸膜に囲まれた臓器である。したがって、縦走査ではまず肋骨に挟まれた肋間にある胸膜を同定する。

●特徴1

　Bモードでは、肋骨に垂直（体の長軸方向）にプローブを当てると、半円形に見える線状高エコー域を示す2本の肋骨間の後方に、線状高エコーを呈する胸膜（Pleural line）を認める（図5-3a）。また、胸膜下に胸膜に平行な線状高エコー域が等間隔に認められ、A lineと呼ばれる。A lineは胸膜面にある空気とトランスデューサーとの多重反響によって起こるもので、主に正常肺で認められる。乳児では肋骨の石灰化が不十分なため、肋骨下にもPleural lineが認められることがある。

　B lineは胸膜から垂直に伸びる線状の高エコー像で、空気と水というインピーダンス差の大

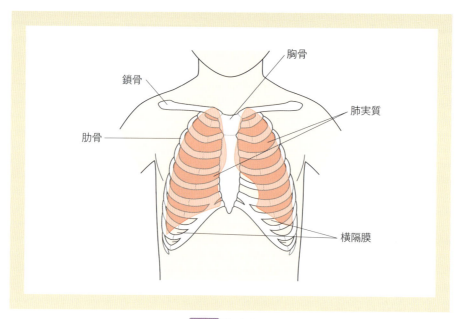

図5-2 肺の解剖図

肺は肋骨や肋間筋に囲まれており、肋間から走査する必要がある。

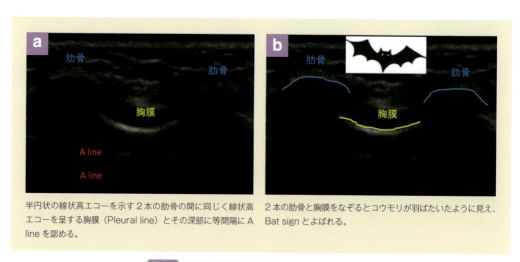

半円状の線状高エコーを示す2本の肋骨の間に同じく線状高エコーを呈する胸膜（Pleural line）とその深部に等間隔にA lineを認める。

2本の肋骨と胸膜をなぞるとコウモリが羽ばたいたように見え、Bat signとよばれる。

図5-3 正常像（肋間縦走査像）：A lineとBat sign

きいもの同士が混在していることで発生する。言い換えると、胸膜下の肺小葉間中隔の水分含量が増えた病態（肺水腫やARDS、新生児であればTTN）で観察される。正常肺でも観察されるが、1肋間に3本以上のB lineが観察されるとB + line/multiple B lineと表現され、異常所見の一つとなる（図5-4）。

● **特徴2**

正常画像では胸膜が呼吸に合わせて変動するLung sliding signが認められる see 動画5-1 。上述の2本の肋骨と胸膜で形成される典型像はBat signと形容される（図5-3b）。

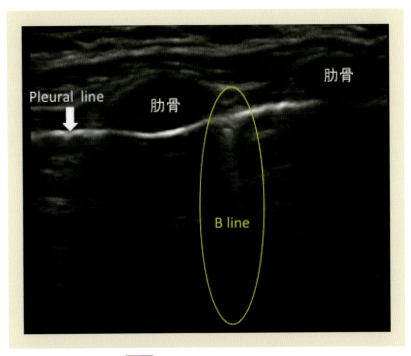

図5-4 正常像（肋間縦走査像）：B line
Pleural line から垂直に伸びる線状高エコーを認める。B line/Comet-tail sign とよばれる。1肋間に3本異常があれば病的意義を持つ。

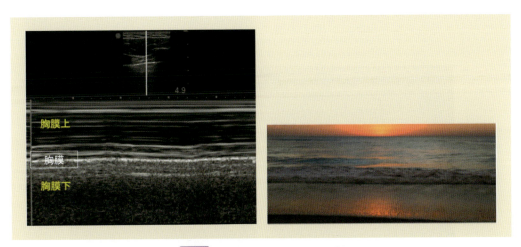

図5-5 Seashore sign（Mモード像）
Mモードで観察すると胸膜より深部は呼吸性変動のため顆粒状に見える。

● 特徴3

　Mモードでは胸膜より上は呼吸により変動しないため水平の線状エコーを呈するが、胸膜以下では呼吸により変動するため顆粒状の線状エコーを呈す。この所見はまるで砂浜のように見えるので、Seashore sign といわれる（図5-5）。

各 論

気胸の診断

　近年、従来は聴診や胸部 X 線写真で行われていた気胸の診断に対し POCU が行われるようになり、2004 年に Kirkpatrick らは成人外傷患者における FAST に気胸の評価を加えた eFAST を提唱した[5]。その後、Alrajhi らが気胸の超音波診断に対するシステマティックレビューを発表し、その有効性を示した。この報告では、胸部外 X 線写真と比較して感度 90％、特異度 98％と、感度・特異度ともに高い結果を示した[6]。小児における症例数は少ないものの、胸部 X 線写真に比べ感度、特異度ともに 100％と高い有効性を示している[7]。

　以下に気胸の評価方法を説明する。
① 患者は仰臥位にする。
② プローブはリニアプローブを使用する。
③ 上述したように、空気は胸郭の高い位置に蓄積されるため、第 4 肋間鎖骨中線上、もしくは乳頭の高さにプローブを置く。
④ 気胸があれば Lung sliding sign や B line が消失し、Lung point が認められる（図 5-6）。

　Lung point とは気胸に特徴的なサインで、肺が虚脱し臓側胸膜が壁側胸膜から剥がれた部分

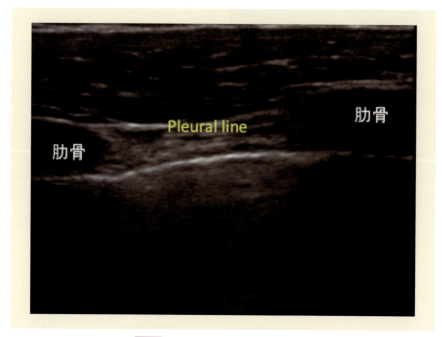

図5-6 気胸のエコー所見（肋間縦走査像）
Pleural line から伸びる B line が認められない。

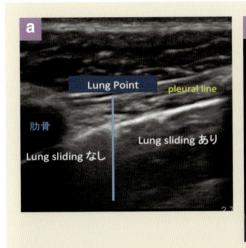

| a 画面左側は正常所見で右側は気胸を認め、その境界を認める（Bモード）。 | b Lung Point で Seashore sign と Stratosphere sign が分かれる（Mモード）。 |

図5-7 気胸のエコー所見（肋間縦走査像）：Lung point

（肺の虚脱部位）と正常肺との境目がエコーで観察できる所見のことであり、エコーの同一画面中に Lung sliding を認める部分と、消失した部分との境界線が認められる（図5-7）。また、Mモードでは正常像では胸膜より下は肺の呼吸性変動のため顆粒状に見えるが、気胸では胸膜より下も呼吸性変動がないため、胸膜の上下ともに線状エコーを呈し、これは Stratosphere sign（Barcode sign）といわれる（図5-8）。

気胸の超音波診断アルゴリズムを図5-9 に示す[8]。

2 胸水貯留の診断

　超音波検査は FAST 検査で一般的になってきているが、胸水貯留の評価や胸腔穿刺のガイドとして使われている。胸水貯留の評価に関しては、胸部 CT と比べて同等の感度とより高い特異度を示す[9]。また、肺エコーでは液体の内部構成や貯留量の測定、隔壁の有無の評価もできる。以下に胸水貯留の評価方法を説明する。
①患者を仰臥位または座位にする。
②コンベックスプローブまたはリニアプローブを使用する。
③液体は胸郭の低いところに貯留するため、一般的には肋骨横隔膜角に液体貯留が起きる。長軸方向に下部肋間にプローブをあてると、胸水貯留があると横隔膜上の肺実質の周囲に無エコー域を呈する（図5-10、11）。

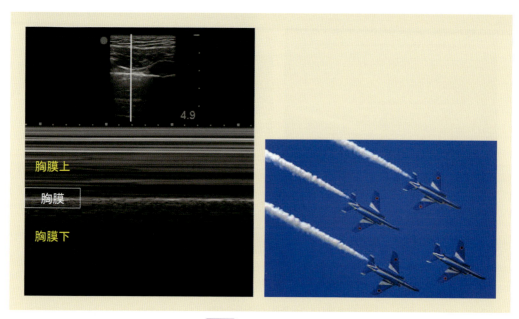

図5-8 気胸のエコー所見：Stratosphere Sign

Mモードでは胸膜深部の肺実質が呼吸性に変動しないため、戦闘機が一直線に飛んでいるように見えるStratosphere Sign（Barcode sign）を呈する。

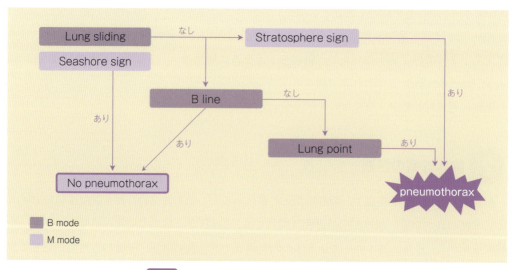

図5-9 気胸の超音波診断アルゴリズム（文献8を改変）

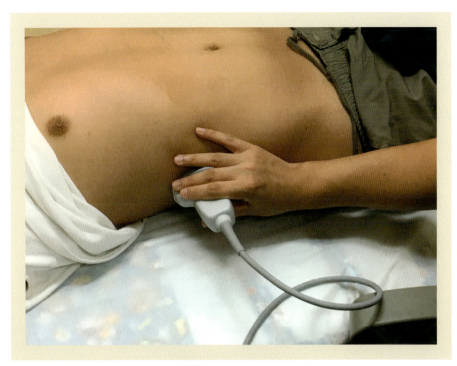

図5-10 胸水貯留の評価方法
肋骨下部にプローブをあてて走査する。

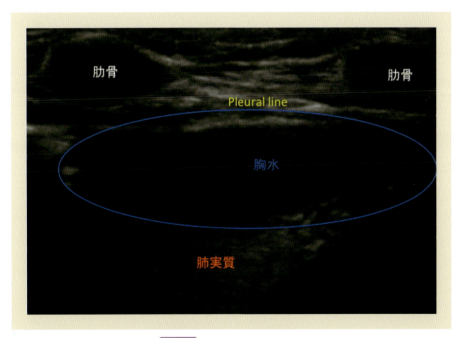

図5-11 胸水貯留（肋間縦走査像）
Pleural line の下に無エコー域を認め、さらにその下に肝臓のように見える低エコー域の病変（肺）が見える。

3 肺実質病変の診断

　肺実質病変の評価に関しても、近年POCUが応用されている。成人領域ではLichtensteinらが2008年に呼吸障害を呈する患者の評価に超音波を用いて肺炎、肺水腫、COPDなどの鑑別ができるとしてBLUE protocolを発表した[3]。小児領域でも2008年にCopettiらが肺エコーで肺炎が診断できると報告し[10]、肺炎に特徴的な所見として、Subpleural consolidation（胸膜下に肝臓のように見える低エコー域）やSonographic air bronchogram（Consolidationの低エコー域の中に見える線状もしくはレンズ状の高エコー像）、Confluent B line（B lineが結合したように太くなったもの）を提唱した。

　2011年、CaiuloらはSubpleural consolidation、Multiple B line（1肋間に3本以上のB Lineが認められる）、Pleural lineの不整、少量の胸水貯留があれば、細気管支炎の診断が可能であると報告し[11]、Basileらは細気管支炎の乳児において、Multiple B lineが認められる範囲と患者の酸素需要に有意な相関関係があると報告した[12]。2013年にTsungらはエコーでの肺炎診断と胸部X線写真とを比較して感度86％、特異度96％と高い特異度を示し[13]、Lichtensteinらが提唱したBLUE protocolを改変して小児肺エコーのプロトコールを示した[14]。また、2015年には小児の肺炎に対するエコー検査のメタアナリシスが発表され、肺エコーの有効性が示されている[15]。

　新生児領域でもTTNやRDSといった血管外肺水分量や肺間質が肥厚するような疾患群をInterstitial syndromesと総称し、Multiple B lineが特徴的であり診断に有効であると報告されている[16]。以下に肺実質病変の評価方法を説明する。

①患者は仰臥位もしくは座位にする。
②リニアプローブを使用する。
③肋間に長軸方向にプローブをあてる。正常像では肺実質は特徴的な像は示さない（A Lineのみ）。肺炎があれば上述したようなSubpleural consolidationやConfluent B line、Sonographic air bronchogramが、細気管支炎があればSubpleural consolidation、Multiple B line、Pleural lineの不整、少量の胸水貯留が認められる（図5-12、13）see 動画5-2。
④上記の方法を鎖骨中線、腋窩中線、背部（鎖骨中線の反対側）を鎖骨下～横隔膜レベルまで走査し評価する。病変が認められれば必要に応じて短軸像で評価する（図5-14）。

　各疾患の鑑別アルゴリズムを図5-15に示す[17]。

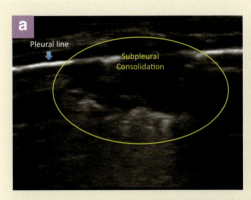
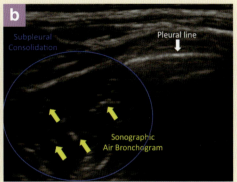

画面中央に胸膜の不整と胸膜下に低エコー域を呈する肺硬化像（Subpleural consolidation）を認める。

画面左側に低エコー域を呈する Subpleural consolidation（青丸）を認めるが、その内部に線状高エコーを呈する Sonographic air bronchogram（黄矢印）を認める。

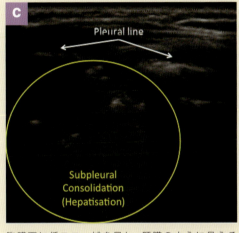

胸膜下に低エコー域を呈し、肝臓のように見える Consolidation を認める（Hepatisation）。

図5-12 肺炎のエコー所見（肋間横走査像）

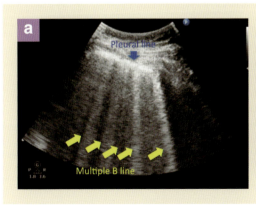
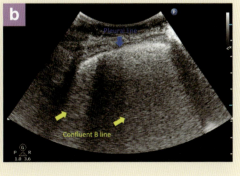

図5-13 細気管支炎のエコー所見（肋間横走査像）

胸膜から垂直に伸びる線状の高エコー（B line）が多数認められ、一部は B line 同士が結合し太くなっている（Confluent B line）。
（淡路医療センター小児科 福原信一先生のご厚意による）

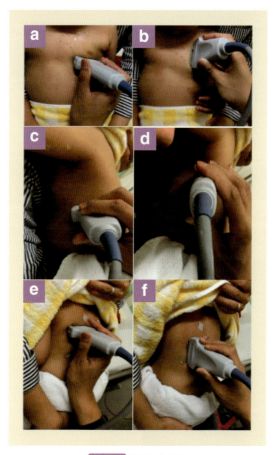

図5-14 肺炎走査方法

a・b：鎖骨中線に沿って鎖骨下から横隔膜下まで走査する。
c・d：中腋窩線に沿って鎖骨下から横隔膜まで走査する。
e・f：背部（鎖骨中線の反対側）に沿って鎖骨下から横隔膜下まで走査する。

● 文 献

1) Vieira, RL. et al. Pediatric emergency medicine fellow training in ultrasound: consensus educational guidelines. 2013 Acad Emerg Med. 20 (3), 2013, 300-6.
2) Volpicelli, G. et al. International evidence-based recommendations for point-of-care lung ultrasound. Intensive Care Med. 38 (4), 2012, 577-91.
3) Lichtenstein, DA. Relevance of lung ultrasound in the diagnosis of acute respiratory failure: the BLUE protocol. Chest. 134 (1), 2008, 117-25.
4) Lichtenstein DA. BLUE-protocol and FALLS-protocol: two applications of lung ultrasound in the critically ill. Chest. 147 (6), 2015, 1659-70.
5) Kirkpatrick, AW. et al. Hand-held thoracic sonography for detecting post-traumatic pneumothoraces: The Extended Focused Assessment with Sonography for Trauma (EFAST). J Trauma. 57 (2), 2004, 288-95.
6) Alrajhi, K. et al. Test characteristics of ultrasonography for the detection of pneumothorax: a systematic review and meta-analysis. Chest. 141 (3), 2012, 703-8.
7) Tang, CW. et al. Bed side Sonographic Diagnosis of Pneumothorax in Pediatric Patients: A Preliminary Report. J Pediatr Resp Dis. 9 (4), 2013, 81-6.
8) Volpicelli, G. Sonographic diagnosis of pneumothorax. Intensive Care Med. 37 (2), 2011, 224-32.
9) Kurian, J. et al. Comparison of ultrasound and CT in the evaluation of pneumonia complicated by parapneumonic effusion in children. AJR Am J Roentgenol. 193 (6), 2009, 1648-54.

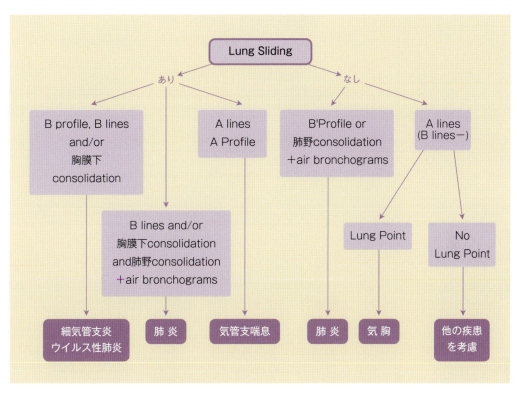

図5-15 肺実質病変診断のアルゴリズム（文献17を改変）

10) Copetti, R. et al. Ultrasound diagnosis of pneumonia in children. Radiol Med. 113 (2), 2008, 190-8.
11) Caiulo, VA. et al. Lung ultrasound in bronchiolitis: comparison with chest X-ray. Eur J Pediatr. 170 (11), 2011, 1427-33.
12) Basile, V. et al. Lung ultrasound: a useful tool in diagnosis and management of bronchiolitis. BMC Pediatr. 15, 2015, 63.
13) Shah, VP. et al. Prospective evaluation of point-of-care ultrasonography for the diagnosis of pneumonia in children and young adults. JAMA Pediatr. 167 (2), 2013, 119-25.
14) Tsung, JW. et al. Prospective application of clinician-performed lung ultrasonography during the 2009 H1N1 influenza A pandemic: distinguishing viral from bacterial pneumonia. Crit Ultrasound J. 4 (1), 2012, 16.
15) Pereda, MA. et al. Lung ultrasound for the diagnosis of pneumonia in children: a meta-analysis. Pediatrics. 135 (4), 2015, 714-22.
16) Copetti, R. Lung ultrasound in respiratory distress syndrome: a useful tool for early diagnosis. Neonatology. 94 (1), 2008, 52-9.
17) Shah, VP. et al. Prospective evaluation of point-of-care ultrasonography for the diagnosis of pneumonia in children and young adults. JAMA Pediatr. 167 (2), 2013, 119-25.

東京都立小児総合医療センター救命集中治療部救命救急科　森 崇晃

Part 6 腹部の見かたと診断

Point

- POCU は goal-directed にベッドサイドで行われる超音波検査である。早期に診断し、適切な治療や手術が行われなければ生命予後に影響を与える疾患の鑑別に有用である。そのためには、年齢、症状、腹部所見、現病歴、既往歴から考えられる緊急度の高い疾患を想定して POCU を行うことが求められる。
- 腹部では、腹部外傷、急性腹症、下血、腹部腫瘤などの場合に POCU を行う。腹部外傷では FAST を行い、胸腹腔内の出血の有無を判断し、必要であれば肝臓、腎臓、脾臓、膵臓、腸管、血管、膀胱などの精査を行う。
- 急性腹症では、急性虫垂炎の有無を判断し、腸重積症、腸回転異常症、精巣捻転、卵巣嚢腫の有無を判断する。さらに腸管（Schoenlein-Henoch 紫斑病、Meckel 憩室）、肝臓（総胆管拡張症、胆石症）、腎臓（水腎症）、副腎（腫瘍）、鼠径部（鼠径ヘルニア嵌頓）、心臓（心筋炎）の精査を行う。
- 下血では、腸回転異常症と腸重積症の有無の判断がまず必要である。それらの疾患がなければ腸管の精査（溶血性尿毒症症候群、Meckel 憩室）を行う。

総　論

　POCU の目的はスクリーニングではなく、診断や手術適応を決めることである。成人に比べ小児の腹壁は薄く、脂肪層も薄いため、超音波検査に適している。また、腹部外傷、急性腹症、下血、腹部腫瘤といった、早期に診断し適切な治療（手術など）がなされなければ生命予後に影響を与える疾患の鑑別に POCU は有用である。一方、腸管ガスが多量にある場合には poor study となるので注意が必要である。また、超音波検査、解剖学、疾患の知識がなければ、誤った判断となることがある。

　腹部の実質臓器は、肝臓、脾臓、腎臓、膵臓である。また、膀胱、腸管、精巣、卵巣、子宮、大血管、腹水も精査の対象である。

1　肝　臓

　まず、①全体像を観察する。心窩部から左葉（図 6-1）、肋骨弓下から右葉（図 6-2）の順に見る。腹部外傷では肝臓損傷が最も多く、外傷部位と椎体との間の肝臓が損傷することが多い。挫滅により周囲よりも高エコーに見える（図 6-3）。被膜下血腫や周囲の血腫にも注意する。次に、②メルクマールとなる門脈を中心に、門脈系、肝動脈系を確認する。肝動脈は門脈と平行に走行しているので、カラードプラにて血流で確認する。そして、③肝静脈系を確認する。このときに IVC の走行を確認する。拡張しているか、虚脱しているか、呼吸性に径の変動があるかを観察する。さらに④胆嚢と胆道系を確認する。胆嚢に結石やポリープがないか、周囲の腹水を確認する（図 6-4a）。ミルクや食事後は胆嚢が萎縮している可能性があるので注意を要する。胆道系は門脈系と平行に走行し、カラードプラで血流が確認できない（図 6-4b、c）。総胆管が 7mm 以上の径であれば拡張している可能性がある。

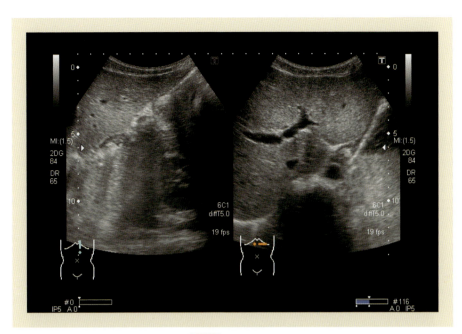

図6-1　正常肝臓左葉

sagital 方向と axial 方向から門脈、動脈、胆管を中心に、全体像を観察する。

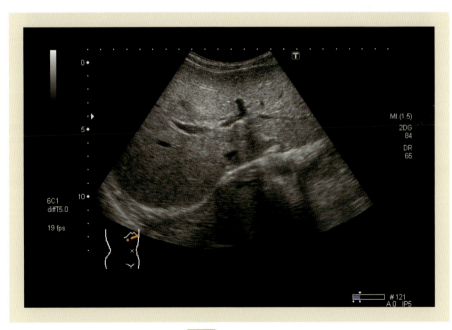

図6-2　正常肝臓右葉

右肋骨弓下から全体像を門脈をメルクマールに門脈、動脈、胆管を中心に観察する。

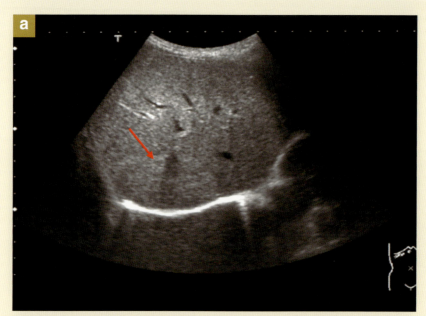

周囲よりも高エコーな部位を認める。肝外傷により損傷した部分である（矢印）。

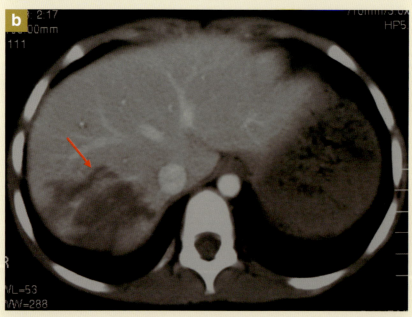

aと同じ患者の肝外傷の造影CT画像。実質臓器損傷の程度の評価には超音波検査よりも造影CTの方が優れている（矢印は損傷部位）。

図6-3 肝外傷の超音波検査画像

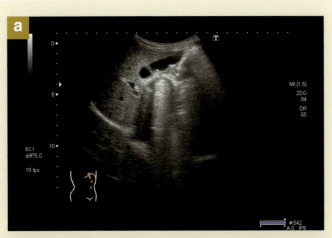

右肋骨弓下から観察し、胆嚢の長軸、短軸方向に回転して観察する。

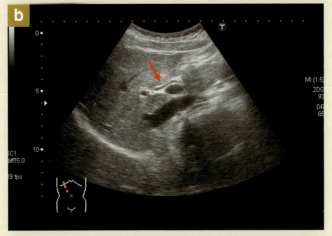

門脈の腹側でカラーフロードプラにて血流がないものが胆管である。

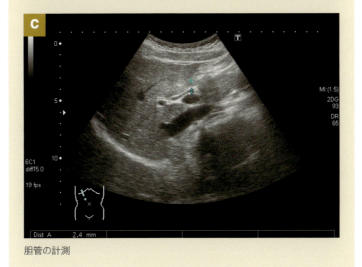

胆管の計測

図6-4 胆嚢と胆道系

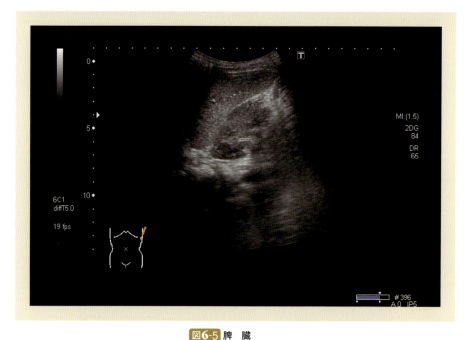

図6-5 脾　臓
左肋骨弓下または肋間から観察し、長軸の角度にあわせて長軸と短軸の長さを計測する。

❷ 脾　臓

　全体像を観察し、長軸と短軸の長さを計測する。長軸が10cm以上であれば脾腫の可能性がある。また、小児では脾臓は腎臓の大きさとほぼ同じであるので、腎臓の大きさとの比較を行うことで脾腫や腎腫大、腎萎縮の判断の参考となる（図6-5）。外傷においては脾臓の断裂、周囲の腹水の有無、脾臓内部の血流を観察する。

❸ 腎　臓

　全体像を観察し、水腎症、腎盂・腎杯の拡大、尿管の拡大の有無を観察する（図6-6a、b）。右腎臓は肋骨弓下で中腋窩線と前腋窩線の間で観察する。左腎臓は右に比べ、背側で頭側にある。右腎臓は左に比べて少し大きいが、正常では左右の違いは2cm以下である。正常の腎臓の大きさは、成人で縦が9〜12cm、横が4〜6cm、厚みが2.5〜3.2cmである。腎結石、腎囊胞、腎腫瘍の有無を観察する。カラードプラにて、腎内部の血流の不均衡や欠損部分、血流の多い部分がないかを観察する（図6-6c）。外傷では断裂や周囲の腹水、腎内部の血流を観察する。

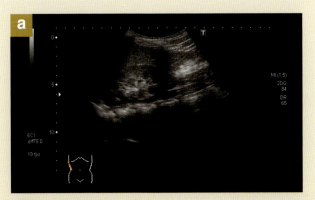

右腎臓

成人では中腋窩線から前腋窩線の間で剣状突起の高さで観察する。小児では中腋窩線から前腋窩線の間で右肋骨弓下または肋間から観察する。長軸方向の観察のために、coronal方向の観察から反時計方向へ15度から30度傾ける。

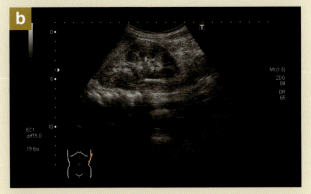

左腎臓

左腎臓は右腎臓よりもより背側でより頭側に位置する。中腋窩線上から後腋窩線上で左肋骨弓下または肋間から観察する。年長児では吸気にて息を止めてもらうと観察しやすい。長軸方向の観察のためにcoronal方向の観察から時計方向へ15度から30度傾ける。

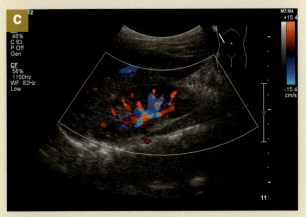

カラードプラ

図6-6 腎　臓

4 膵臓

　プローブを axial 方向で心窩部から臍方向に全体像を観察し、主膵管の拡張や結石の有無、腫大の有無を観察する（図 6-7）。外傷、特にハンドル外傷では椎体との間の膵頭部での膵断裂の有無、周囲腹水を観察する。

5 膀胱

　全体像を axial 方向と sagital 方向で観察する（図 6-8）。壁の肥厚や輝度の上昇（器質化）の有無、尿の貯留の程度、尿混濁の有無、結石、尿管瘤、ポリープや腫瘤の有無を観察し、カラードプラで左右尿管からのジェット流を確認する。壁の肥厚化や器質化が見られれば、後部尿道弁などの器質的尿路通過障害や神経因性膀胱のような機能的通過障害が疑われる。流入する尿管の拡張の有無や流入の位置を観察する。膀胱周囲の骨盤内の腹水を観察する。

6 腸管

　壁の肥厚、腸管内容物、血流の有無、便の貯留などを観察する。壁の肥厚があれば腸炎の可能性がある（図 6-9）。

> **memo**
> 　大血管の観察で、心窩部の axial 方向で観察すると大動脈と下大静脈の横断面が同時に観察できる。正常な小児において両者はほぼ同じ太さである（図 6-10）。ショック状態で明らかに下大静脈の径が小さければ、循環血液量減少性ショックの可能性がある。

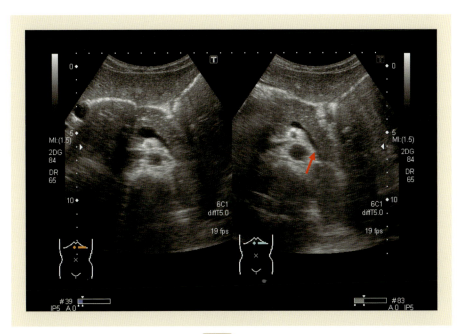

図6-7 膵 臓

心窩部を axial 方向で観察する。長軸方向で全体像を確認する。脾静脈（矢印）が見えるように撮影する。

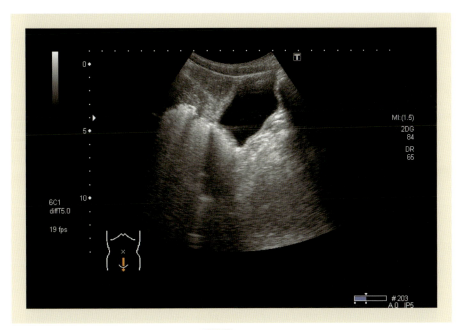

図6-8 膀 胱

sagital 方向での観察である。膀胱壁の肥厚はなく、膀胱周囲にも液体貯留は認められない。

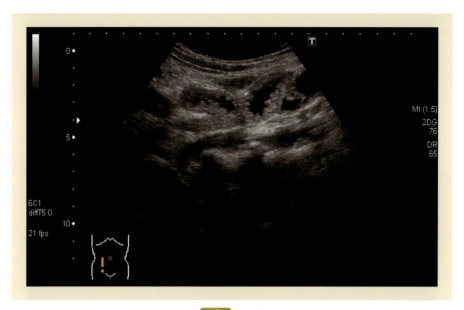

図6-9 腸　管

小腸壁の肥厚が見られる。

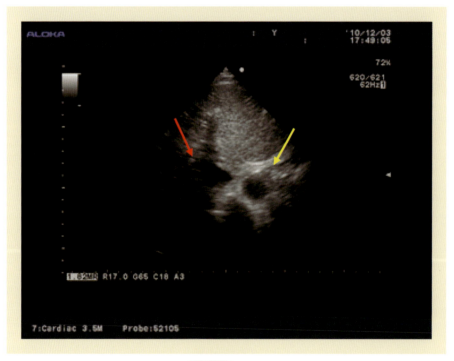

図6-10 大血管

心窩部にて axial 方向で大血管を同時に観察すると、下大静脈（赤色矢印）と腹部大動脈（黄色矢印）は小児ではほぼ同じ横径である。

7 FAST

　FAST（Focused Assessment with Sonography for Trauma）は、外傷患者においてショックの原因となる心囊液貯留・腹腔内出血・大量血胸の検索を目的とした、数分で行える迅速簡易超音波検査法のことである。外傷初期診療ガイドライン（JATEC）では、初期診療であるprimary surveyで行われる。200〜500mL以上の出血があれば陽性になるとされている。FASTが陽性で、循環動態が不安定であれば試験開腹の適応となることから、重要な検査である。心囊（心窩部）、モリソン窩（肝腎部）、脾周囲（脾腎部）、骨盤内（膀胱直腸窩、ダグラス窩）の4か所が中心で、胸部外傷の場合には肋間から大量血胸の検索を行う（図6-11）。

　FASTの利点は、ベッドサイドにおいて、すぐに、数分間で検査ができることである。欠点は、FASTが陰性（異常なし）であっても腹腔内出血は否定できない（正診率は70〜90％）ことであり、繰り返しFASTを行うことが必要である。また、超音波検査は機器や検査する人の技量により画像の質が左右されることがある。超音波検査機器は像が鮮明な高性能のものがよく、使い慣れたものを使用することが大切である。また、機器の設定が変わっている場合があるのでプリセットを腹部にする。

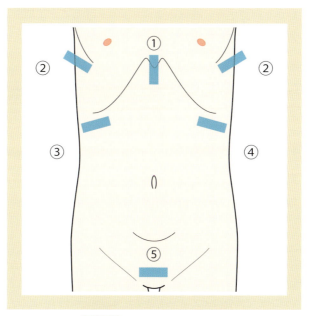

図6-11　FASTのプローブの位置
①心囊　②胸腔　③モリソン窩　④脾周囲　⑤骨盤内

1）心嚢（心窩部）

プローブを心窩部または前胸部第4、5肋間に置き、心嚢液の貯留や心機能を評価する。心嚢液は少量でもあれば異常であり、1cm以上あればドレナージを考慮する（図6-12）。心機能は簡易的には心臓の「動き」を評価する。

2）左右胸腔

プローブを左右中腋窩線、第6～8肋間に肋骨の走行に合わせて、血胸の有無を確認する（→77ページ「Part5 肺の見かたと診断」参照）。

3）モリソン窩

プローブを右側腹部、肋骨弓下に置いて肝腎部のモリソン窩（図6-13a）を描出し、肝臓と右腎臓の間に腹腔内に出血がないかを確認する。肝臓をウインドウにして、超音波検査が不得意である腸管内の気体の影響を避ける。陽性であれば、肝臓や右腎臓などからの出血が疑われる（図6-13b）。

4）脾周囲

プローブを左側腹部、肋骨弓下に置いて脾腎部（図6-14）を描出し、脾臓や左腎臓の周囲の腹腔内に出血がないかを確認する。脾臓をウインドウにすることで腸管の影響を避ける。陽性であれば、脾臓や左腎臓などからの出血が疑われる。脾臓の描出が難しい場合には、後方の肋間から描出する。

5）骨盤内

プローブを下腹部に置いてaxial方向と下腹部正中にてsagital方向で、膀胱直腸窩、ダグラス窩（図6-15）を描出して骨盤内の腹腔内への出血を確認する。膀胱をウインドウにして腸管の影響を避ける。陽性であれば、腹腔内、骨盤等からの出血が疑われる。膀胱に尿が満たされていない場合には描出が難しいので、尿が貯留するまで繰り返しの検索が必要である。

> **memo**
>
> 外傷性気胸において、超音波検査が臥位X線写真よりも精度が高いことが明らかになり、FASTに外傷性気胸の超音波検査による評価を含めたextended FAST（eFAST）も行われるようになっている[1]。さらには外傷におけるABCDEの評価において超音波検査を行うことで精度を高めることが行われている[2]。

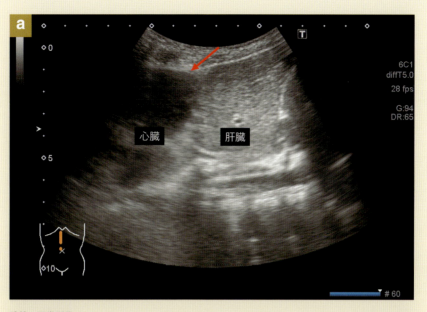

陰性、正常所見
心臓の周囲に低エコーを示す心嚢液の貯留は見られない（矢印）。

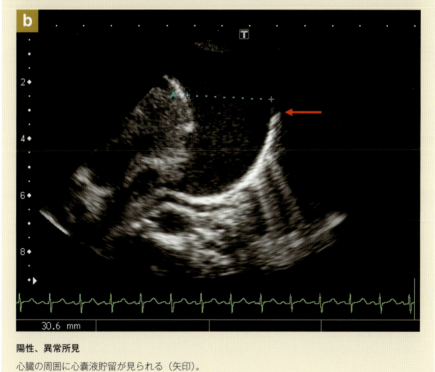

陽性、異常所見
心臓の周囲に心嚢液貯留が見られる（矢印）。

図6-12 FAST：心嚢

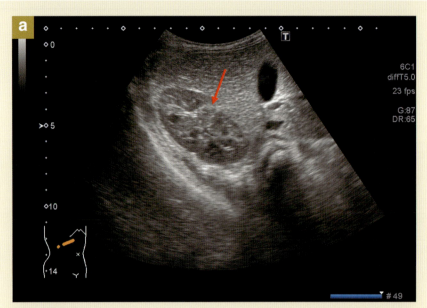

陰性、正常所見
右腎臓と肝臓の間に低エコーである液体の貯留は見られない（矢印）。

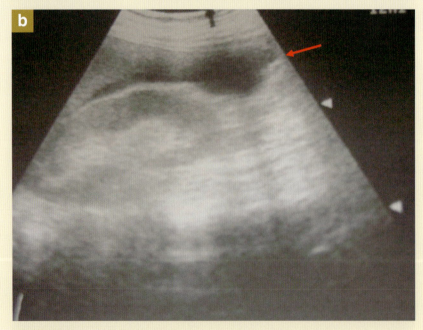

陽性、異常所見
右腎臓と肝臓の間に液体の貯留が見られ、周囲臓器からの出血が疑われる（矢印）。

図6-13 FAST：モリソン窩
（神戸市立医療センター中央市民病院 有吉孝一先生のご厚意による）

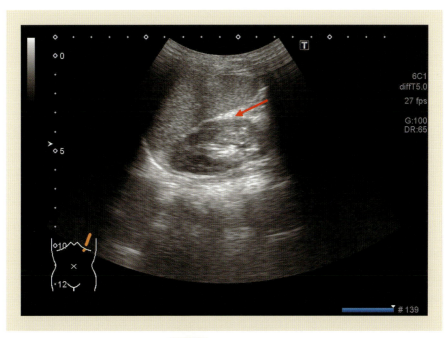

図6-14 FAST：脾周囲

陰性、正常所見。脾臓と腎臓の間に低エコーである液体の貯留は認められない。

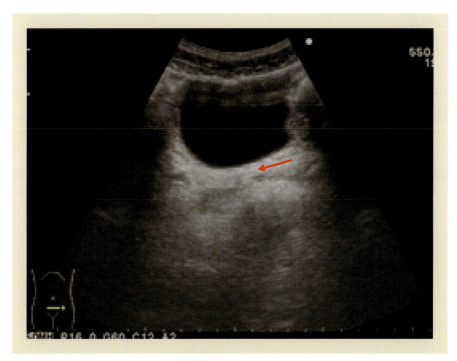

図6-15 FAST：骨盤内

陰性、正常所見。膀胱周囲、骨盤内に低エコーである液体の貯留は認められない。

各 論

急性虫垂炎

　急性虫垂炎は学童期以降の急性腹症で最も多い。心窩部の不快感、腹痛、嘔気、食欲不振といった消化器症状と、時間とともに限局した右下腹部痛とがあれば急性虫垂炎を疑うべきである。急性虫垂炎の初期では、血液検査や腹部単純 X 線写真で特異的な所見があることは少なく、腹壁の薄い小児では超音波検査が有用である。

　典型的には右下腹部の圧痛部位を axial 方向に観察し、腸腰筋の腹側内側の腸骨動静脈周囲に、高エコーの脂肪織（大網）に包まれた、内部が低エコーであり、腫大した、盲端に終わる虫垂を認めれば、急性虫垂炎である（図 6-16）。小児では acoustic shadow を伴う糞石を認めることも多い。具体的には径 6mm を超えた虫垂の腫大、圧迫による虫垂壁構造の変化の欠如、虫垂血流の増加、虫垂周囲の液体貯留などが急性虫垂炎を示唆する所見とされる。腹膜炎では腹水の貯留も見られる。腫大した虫垂を観察後に、腹水の有無や、肝臓、脾臓、腎臓、膵臓、膀胱、十二指腸、小腸などの他臓器のスクリーニング後に再び虫垂を観察し、同様の所見であればさらに確実である。虫垂はいろいろな部位に移動する可能性があり、上行結腸の背面に存在する場合や、正中近くまで移動することもあるので注意が必要である。

　また、圧痛部位の超音波所見により、右下腹部痛を呈するさまざまな疾患、腸間膜リンパ節炎、回腸末端炎、Schoenlein-Henoch 紫斑病、Meckel 憩室炎、腸重積症、泌尿器疾患、卵巣疾患等の鑑別診断にもなる。

> **memo**
> Schoenlein-Henoch 紫斑病では強い腹痛を示し、腹部症状の後から紫斑の皮膚症状が出ることがあるので、急性虫垂炎との鑑別に注意が必要である。超音波検査で十二指腸の肥厚が見られれば Schoenlein-Henoch 紫斑病の可能性が高い（図 6-17）。

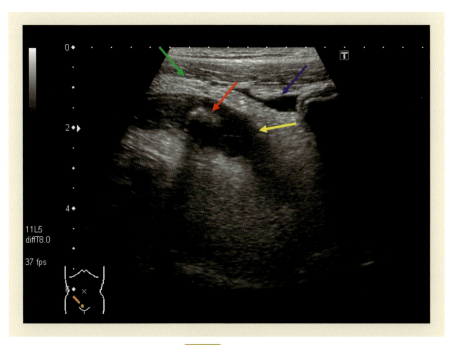

図6-16 急性虫垂炎

右下腹部に盲端に終わる虫垂の腫大（黄色矢印）、周囲の大網の高エコー像（緑色矢印）、acoustic shadow を伴う高エコーである糞石（赤色矢印）、周囲の腹水（青色矢印）を認める。

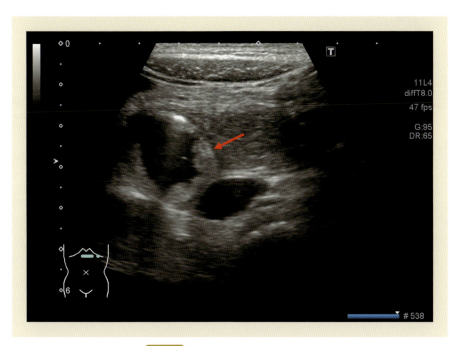

図6-17 Schoenlein-Henoch 紫斑病

十二指腸壁の肥厚が見られる（矢印）。

2 腸重積症

　口側腸管が肛門側腸管に引き込まれ、腸管壁が重なり合った状態が腸重積であり、腸重積によって引き起こされる腸閉塞症が腸重積症である。腸管とともに腸間膜も引き込まれるため、絞扼性イレウスとなり、進行すると腸管虚血、腸管壊死、腸管穿孔、敗血症、ショック、死亡へと進行する疾患である。

　特異的な症状として、間欠的腹痛または不機嫌、血便、腹部腫瘤、腹部膨満があり、特異的ではないが腸重積症を疑う症状として、嘔吐、顔面蒼白、ぐったりして不活発、ショック状態がある。このような場合には腸重積症を疑って超音波検査を行う。

　超音波検査は腸重積症の診断において、感度、特異度が高く、放射線被曝もないため、スクリーニングとして使用されている。他の疾患との鑑別や、病的先進部の診断にも有用である。また、重積した腸管の血流が腸管虚血の参考となる。

　触診でソーセージ様の腫瘤を触知した部位から観察する。腫瘤が不明な場合は右上腹部をaxial方向に観察する。短軸方向の断面は的状に描出され、Target signといわれている（図6-18a）。長軸方向の断面は、腎臓様に楕円形に描出され、Pseudokidney signと称される（図6-18b）。両方を描出することで、疑わしい疾患との鑑別となる。重積内部を詳細に観察することで、病的先進部の有無、液体の貯留を判断する。また、カラーフロードプラを使用して、重積腸管の血流の有無を判断する（図6-18c）。

> **memo**
> 　腸重積症の超音波所見で、血流の低下、腸管重積部の液体貯留、病的先進部の存在がある場合には、非観血的整復による腸管穿孔や整復不成功の可能性があるので、非観血的整復の造影剤の選択、整復圧、整復時間、整復回数などに注意が必要である[3]。

> **memo**
> 　溶血性尿毒症症候群（HUS）は腹痛と下血が主訴のことがある。急速に進む腎不全と全身状態の悪化とをもたらすので早期の治療が必要である。超音波検査で肥厚した腸管壁を認め、Target sign様（腸重積症の疑い、図6-19）に見えることもある。大腸全体の精査にて、他の部位でも肥厚していることから腸重積症との鑑別となる。大腸菌O-157による経口感染の可能性（生肉を食べたかなど）を問診で確かめ、電解質と腎機能の検査を行う。

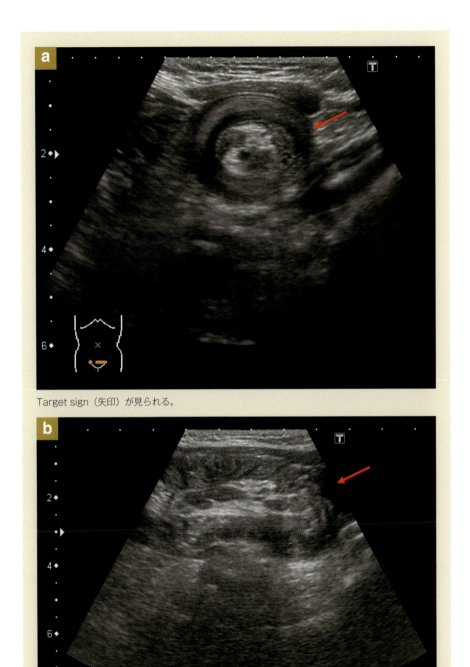

Target sign（矢印）が見られる。

Pseudokidney sign（矢印）が見られる。

図6-18 腸重積症

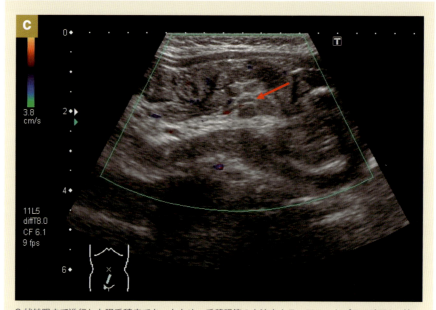

S状結腸まで進行した腸重積症であったため、重積腸管の血流をカラーフロードプラで確認し（矢印）、非観血的に整復した。

図6-18 腸重積症

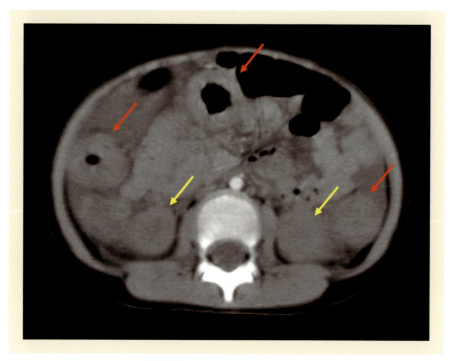

図6-19 溶血性尿毒症症候群（HUS）

HUSの造影CTである。下血と全身状態不良にて腸重積症疑いで紹介となった。結腸の著明な肥厚が見られ（赤色矢印）、腎臓の血流は乏しい（黄色矢印）。

3 腸回転異常症

　腸回転異常症は発生過程における上腸間膜動脈支配領域の腸管である中腸の固定異常であり、中腸軸捻転を起こして絞扼性イレウスとなる。新生児期の発症例が多いが、乳児期や年長児に発症する症例もある。胆汁性嘔吐、腹痛、血便などの症状があれば腸回転異常症を疑って超音波検査を行う。

　臍上部心窩部正中をaxial方向に観察し、プローブを頭側から尾側へ滑らせるように動かすと、上腸間膜動静脈を中心に腸管や腸間膜などが渦巻きを形成するWhirlpool signが見られる。上下の動きにより、捻転を起こしている渦巻きがより明らかになる（図6-20） see 動画6-1 。

> **memo**
> 　腸回転異常症の中腸軸捻転による腸管壊死は、十二指腸を除く小腸全部と結腸の一部が壊死することから、予後不良である。早期発見が望ましく、新生児期の胆汁性嘔吐、下血の場合は、できるだけ早く超音波検査を行い、確定診断し、手術を行うことが望ましい。

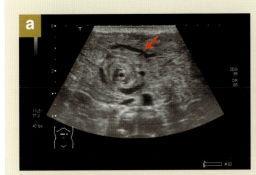

a　Whirlpool signが見られる。

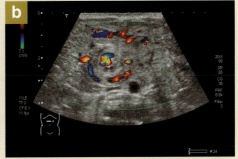

b　カラーフロードプラで軸捻転している腸管の血流が確認できた。

図6-20 腸回転異常症

4 肥厚性幽門狭窄症

　生後1か月前後の体重増加不良の嘔吐患者において、肥厚性幽門狭窄症のスクリーニングとして超音波検査は有用である。左肋骨弓下を axial 方向に観察すると、肝臓の足側に肥厚した幽門筋を認める。短軸方向の横断面で見られる円状の幽門筋の肥厚は Doughnut sign である（図6-21a）。幽門筋厚が 4mm 以上（図6-21b）、幽門管長が 16mm 以上（図6-21c）で確定診断

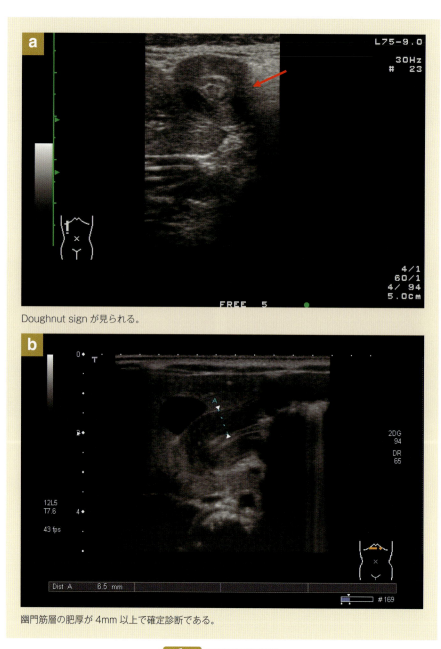

Doughnut sign が見られる。

幽門筋層の肥厚が 4mm 以上で確定診断である。

図6-21 肥厚性幽門狭窄症

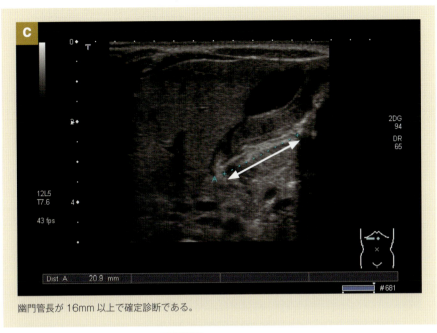

幽門管長が 16mm 以上で確定診断である。

図6-21 肥厚性幽門狭窄症

である。胃のガスが多く詳細が不明な場合は、胃管を挿入してガスを吸引するか、ミルクを飲ませると描出しやすくなる。

5 総胆管拡張症

膵胆管合流異常により総胆管が拡張している疾患で、胎児診断や、発熱・腹痛・嘔吐・黄疸・灰白色便・腹部腫瘤などの主訴で見つかる。10歳以下の女児に多く、膵管と総胆管の分流手術を行わなければ悪性化する。超音波検査は診断に有用である。左肋骨弓下を axial 方向または肋骨弓に平行に観察する。肝臓の下面に接して、胆嚢とは別の拡張した低エコーである腫瘤が観察される（図 6-22）。門脈の腹側にあるが、門脈は圧排されていることもある。

6 水腎症

水腎症は無症状なことが多く、胎児診断や尿路感染時のスクリーニングで見つかることが多い（図 6-23）。水腎症は grade 0 から grade 4 に分類される[4]。

grade 0：拡張なし
grade 1：腎盂のみ拡張
grade 2：拡張した腎杯が数個
grade 3：すべての腎杯が拡張
grade 4：腎杯が凸型に実質内に張り出し、実質の菲薄化を認める

grade 3 以上では腎機能低下の可能性があるため、膀胱尿管逆流の有無の精査のための膀胱

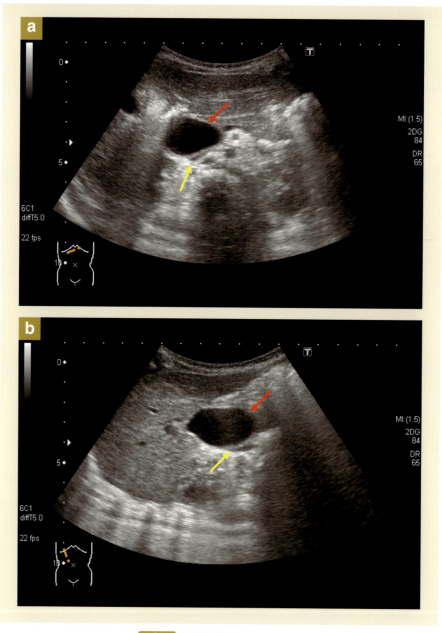

図6-22 総胆管拡張症
肝臓の下面で、門脈（黄色矢印）の腹側に低エコーである腫瘤を認める（赤色矢印）。

造影や、尿通過状態や分腎機能を評価する利尿レノグラフィーなどの精査が必要である。
　水腎症での超音波検査では、尿管拡張の有無を観察し、左右尿管径を計測する。腎の計測は、最大縦断面像で、腎長径、短径を計測し、最大横断面で腎前後径を計測する。拡張腎杯の先端から腎表面までの腎実質の厚みを計測し、最大横断面像で腎盂前後径を計測する。また、計測値から腎実質／腎盂前後径を求める。

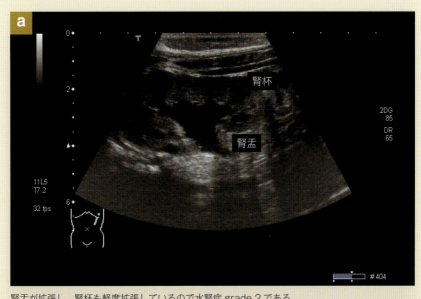

腎盂が拡張し、腎杯も軽度拡張しているので水腎症 grade 2 である。

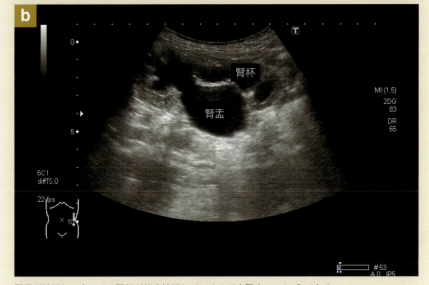

腎盂が拡張し、すべての腎杯が軽度拡張しているので水腎症 grade 3 である。

図6-23 水腎症

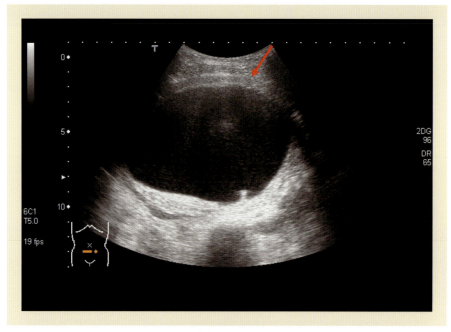

図6-24 卵巣囊腫
女児で骨盤内に膀胱とは別に囊胞状の腫瘤を認めれば卵巣囊腫の可能性が高い。

7 卵巣囊腫

　卵巣囊腫は胎児期から見られるものと、それ以降に見られるものがある。胎児期から新生児期の卵巣囊腫は母体の影響とされていて、出生後に自然軽快することが多い。胎児診断で見つかる卵巣囊腫は、出生時の超音波検査にて内部の出血の有無と大きさを計測する。5cm以上では捻転の危険があるとされる。

　学童期以降に見られる卵巣囊腫は、腹部膨隆、腹部腫瘤、捻転による腹痛を主訴としていて、それらの症状の鑑別診断に超音波検査が適している（図6-24）。また、単房性か多房性か、内部エコーは均一か不均一か、内部のデブリス（出血）の有無、石灰化や充実成分（奇形腫）の有無によって、漿液性囊胞、粘液性囊胞、奇形腫等の鑑別となる。また、両側性の場合もあるので対側の卵巣も観察する。

8 精巣捻転

　精巣痛は精巣捻転、精巣上体炎、鼠径ヘルニア嵌頓の可能性があり、早期の診断と治療が必要である。それには超音波検査が有用である。精巣捻転の超音波検査においては、左右の比較とカラーフロードプラによる精巣内の動脈性血流の確認が大切である。

　まず、左右別々に健側から観察する。長軸と短軸の左右の精巣の大きさを3方向で計測し、

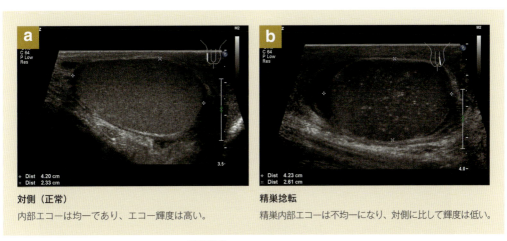

対側(正常)	精巣捻転
内部エコーは均一であり、エコー輝度は高い。	精巣内部エコーは不均一になり、対側に比して輝度は低い。

図6-25 精巣捻転：内部エコー

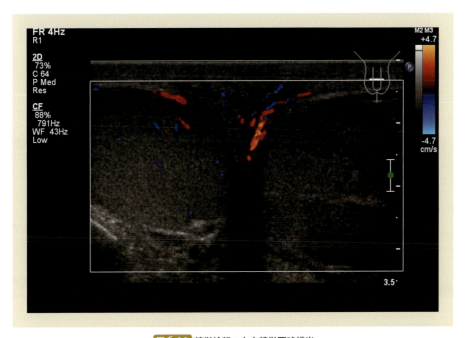

図6-26 精巣捻転：左右精巣同時描出
同時描出により血流や内部エコーの対比が鮮明となる。

内部エコーを観察する（図6-25）。次に左右の精巣が同時に観察できる断面の横方向で左右を比較して観察する（図6-26）。

　精巣捻転の所見はさまざまである。捻転した精巣は腫大することが多いが、腫大しないこともある。内部エコーは不均一になり、反応性の陰嚢水腫および陰嚢壁の腫大（図6-27）が見られ、カラーフロードプラ、カラーパワードプラの減少または消失が見られる（図6-28）。また、精索の捻転部位のねじれが観察できることもある。

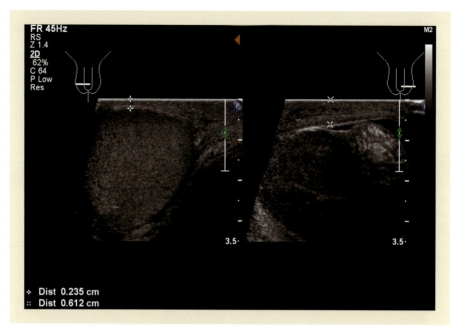

図6-27 精巣捻転：陰嚢壁の腫大
左が対側、右が精巣捻転であるが、陰嚢壁の腫大が見られる。

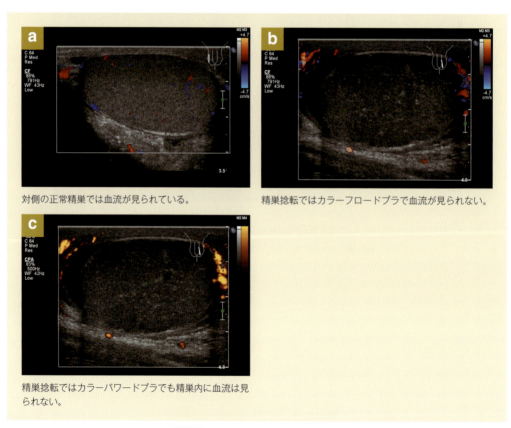

a 対側の正常精巣では血流が見られている。

b 精巣捻転ではカラーフロードプラで血流が見られない。

c 精巣捻転ではカラーパワードプラでも精巣内に血流は見られない。

図6-28 精巣捻転：カラーフロードプラ

> **memo**
> 精巣捻転の超音波検査では、左右の精巣のカラーフロードプラによる動脈性血流の比較が重要である。

9 鼠径ヘルニア嵌頓

男児における鼠径ヘルニア嵌頓と陰嚢水腫の鑑別、女児における鼠径ヘルニア卵巣捻転とNuck水腫の鑑別において、超音波検査は有用である。鼠径ヘルニア嵌頓では腹腔内から連続するヘルニア内容が確認できるが、陰嚢水腫では低エコーな囊胞であり、腹腔内との交通はない。乳児の女児の鼠径ヘルニアでは卵巣の脱出がよく見られるが、卵巣の捻転の可能性があるので注意が必要である。超音波検査で内部エコーの確認とカラーフロードプラによる血流の確認が必要である（図6-29）。

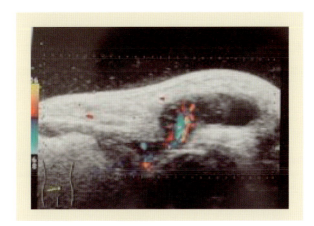

図6-29 鼠径ヘルニア
卵巣の鼠径ヘルニアの脱出は捻転の可能性があるので、腫大等の捻転が疑われる場合にはカラーフロードプラで血流を確認する。

症状からのPOCU

1 外 傷

　外傷患者で腹部外傷の可能性があれば、まず、FASTを行う。胸部外傷や呼吸不全があれば、eFASTを行う（図6-30）。さらに腹腔内臓器である肝臓、腎臓、脾臓、膵臓、腸管、大血管、膀胱を精査する。外傷部と椎体との間での臓器損傷が多い。ハンドル外傷では、膵断裂、十二指腸壁内血腫、十二指腸穿孔に注意する。

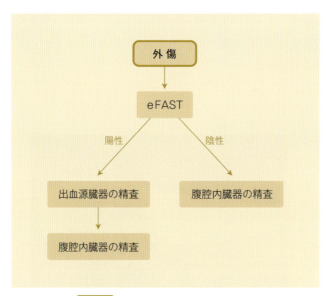

図6-30 腹部外傷のPOCUアルゴリズム

2 急性腹症

　急性腹症は急性に強い腹痛を呈する疾患の総称である。腹部症状を示す多くの疾患が含まれ、年齢の要素によって疾患が異なってくる。新生児期で胆汁性嘔吐を伴う場合は、腸回転異常症を考慮する。幼児期の間欠的腹痛は腸重積症が疑われる。また、学童期の右下腹部痛の場合は急性虫垂炎が疑われる。

　まずは緊急度が高く、早期に治療が必要な急性虫垂炎、腸重積症、腸回転異常症、精巣捻転、卵巣嚢腫のPOCUを行う（図6-31）。それらでない場合は、腸管（Schoenlein-Henoch紫斑病、Meckel憩室炎）、肝臓（総胆管拡張症、胆石症）、腎臓（水腎症）、副腎（腫瘍）、鼠径部（鼠径ヘルニア嵌頓）、心臓（心筋炎）の精査を行う。

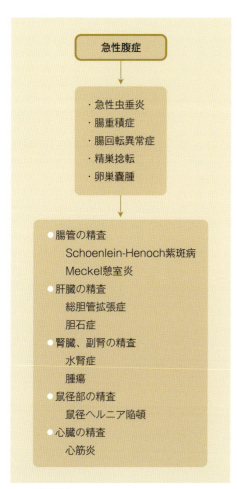

図6-31 急性腹症のPOCUアルゴリズム

図6-32 下血のPOCUアルゴリズム

3 下血

下血のPOCUは、腸重積症と腸回転異常症の有無を確認する。また、溶血性尿毒症症候群（HUS）、Meckel憩室などを考慮し、腸管の精査を行う（図6-32）。

● 文 献

1) Korner, M. et al. Current role of emergency US in patients with major trauma. Radiographics. 28 (1), 2008, 225-42.
2) Neri, L. et al. Toward an ultrasound curriculum for critical care medicine. Crit Care Med. 35 (5 suppl), 2007, s290-304.
3) 浮山越史．"小児腸重積症の重症度診断"．エビデンスに基づいた小児腸重積症の診療ガイドライン．日本小児救急医学会ガイドライン作成委員会編．東京，へるす出版，2012，28-37．
4) 日本小児泌尿器科学会学術委員会．日本小児泌尿器科学会学術委員会からのお知らせ：周産期、乳幼児期に発見される腎盂・腎盂尿管拡張の診断基準．日本小児外科学会雑誌．37（7），2001，1104-7．

杏林大学小児外科　**浮山越史**

Part 7
各部の見かたと診断

Point

- 小児において頭蓋内圧が亢進する病態は少なくない。新生児は大泉門が開いているため、ある程度の頭蓋内圧亢進は推察することができるが、大泉門が閉じてしまう年齢では頭部CTを撮らなければ、早期に頭蓋内圧亢進を知ることは難しい。しかしCTを一日に何度も撮影することは現実的ではない。客観的な指標であり、なおかつ経時的に繰り返し測定できる脳圧の指標が求められている。
- 小児の骨折は若木骨折や膨隆骨折、骨端線損傷など、単純X線写真では診断が困難な骨折形態を示すことも少なくない。そのため近年、骨折診断にエコーが応用されてきている。走査時は長軸・短軸少なくとも2方向は走査すること、健側と比較することが、診断の精度を上げるために重要である。
- 股関節は小児の単純性関節炎や細菌性関節炎の好発部位である。この評価に超音波検査が応用されてきており、液体貯留の有無の診断精度は高い。ただ、単純性と化膿性関節炎の鑑別は超音波検査単独では困難であるため、病歴や身体診察、血液検査などを組み合わせて行う必要がある。

1 視神経鞘径と頭蓋内圧亢進

小児においては急性脳症や頭部外傷など、頭蓋内圧が亢進する病態は少なくない。新生児の場合は大泉門が開いているためその触診などから、主観的にではあるがある程度の頭蓋内圧亢進は推察することができる。しかし、大泉門が閉じてしまう年齢では頭部CTを撮らなければ、早期に頭蓋内圧亢進を知ることは難しい。また、頭部CTは放射線被曝の問題や搬送の手間などから、一日に何度も撮影を繰り返すことは現実的ではない。以上のことから、客観的な指標であり、なおかつ経時的に繰り返し測定できる脳圧の指標が求められているといえる。

既知のエビデンス

成人では視神経鞘径（ONSD）と頭蓋内圧亢進（IICP）との関連を調べた2つのメタアナリシスがある[1,2]。Dubourgらによるものは、6つの論文の231名のデータから、IICPの感度90％、特異度85％を明らかにし、ONSDの有用性を示している[1]。もう一つはOhleらによるもので、45の論文を検討してIICPの感度95.6％、特異度92.3％を明らかにし、頭部CTと比較してもIICP診断にONSDは有用であることを示した[2]。

小児の研究では、156名の小児（平均年齢6歳）をIICP患者と正常者の2群に分けてONSDを比較し、それぞれ5.6 + 0.6mm、3.3 + 0.6mm（p < 0.001）と統計学的有意差があることが示されている[3]。

ONSDの測定法と実際のデータ

図7-1-1、7-1-2にプローブのあて方と測定法を示す。実際には、乳頭から3mm離れた視神経鞘の直径を測定する。表7-1-1に各年齢のONSDの正常上限を示す。

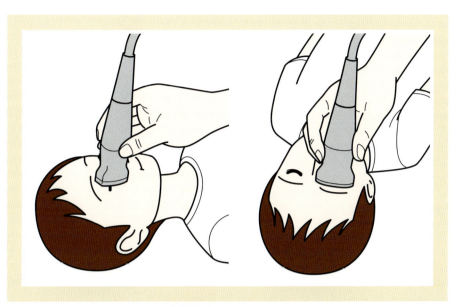

図7-1-1 プローベのあて方

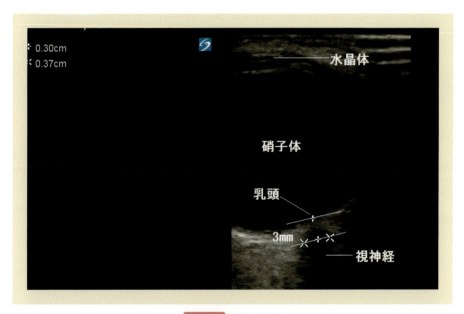

図7-1-2 実際の測定法

表7-1-1 各年齢の視神経鞘径の上限

年　齢	視神経鞘径上限（mm）
1未満	4.0
1〜15歳	4.5
16歳以上	5.0

図 7-1-3、7-1-4 は当院での頭部外傷患者の実際のデータである。図 7-1-3 は 13 歳児の症例で、年齢からは 4.5mm 以内が正常値であるが、脳圧 36mmHg のときに 5.6mm と拡大している。図 7-1-4 は 1 歳児の症例で、年齢から 4.5mm 以内が正常値であるが、脳圧 34mmHg のときは 6.2mm とかなりの拡大を示すも、脳圧が 20mmHg と低下してきた時期には 4.7mm と異常値ではあるが正常値に近づいている。先述したように point of care として経時的に繰り返し測定することにより

① IICP の早期発見と頭部 CT での早期確認
② 早期治療に結び付ける
③ 治療の効果を再評価する

以上のことに役立てることが重要と考える。

なお、超音波は生体への影響も知られており、特に眼球への影響が懸念されている。そのために眼球への使用許可が下りている超音波診断機器は限られており、使用可能な機器か否かは販売元に確認しておく必要がある。ただ、機器の調整により眼球に使用できる場合もあるので、その点も販売元に確認するとよい。

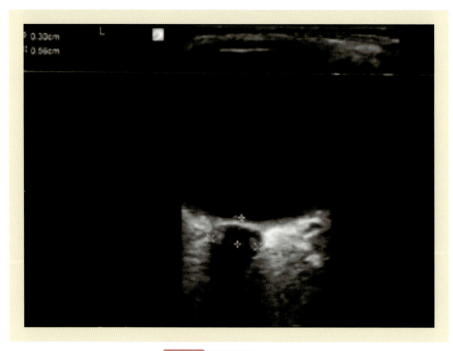

図7-1-3 頭部外傷①（13 歳）
ICP36mmHg で ONSD 5.6mm（上限 4.5mm）

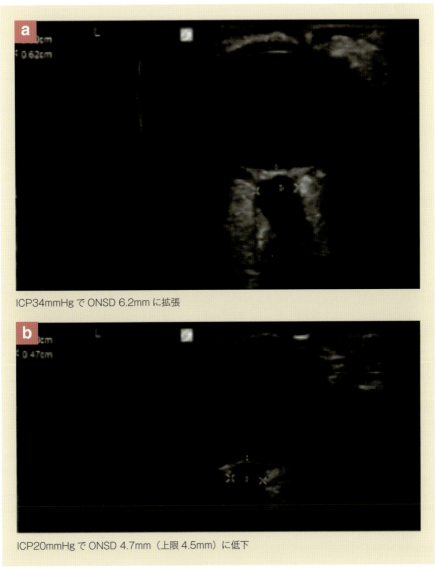

ICP34mmHg で ONSD 6.2mm に拡張

ICP20mmHg で ONSD 4.7mm（上限 4.5mm）に低下

図7-1-4 頭部外傷②（1 歳）

● 文 献

1) Dubourg, J. et al. Ultrasonography of optic nerve sheath diameter for detection of raised intracranial pressure: a systematic review and meta-analysis. Intensive Care Med. 37（7），2011, 1059-68.
2) Ohle, R. et al. Sonography of the optic nerve sheath diameter for detection of raised intracranial pressure compared to computed tomography: A systematic review and meta-analysis. J Ultrasound Med. 34（7），2015, 1285-94.
3) Malayeri, AA. et al. Sonographic evaluation of optic nerve diameter in children with raised intracranial pressure. J Ultrasound Med. 24（2），2005, 143-7.

埼玉医科大学総合医療センター小児科　櫻井淑男

2 骨折エコー

　骨折は従来、受傷機転と身体診察で病変部位を推定し、単純X線写真を撮影することで診断を行ってきた。小児の骨折は若木骨折や膨隆骨折、骨端線損傷など、単純X線写真では診断が困難な骨折形態を示すことも少なくない。そのため近年、骨折診断にエコーが応用されてきている。小児に比較的多い頭蓋骨骨折や長管骨骨折、肘関節（上腕骨顆上骨折や関節血腫）の評価に関して高い感度、特異度を示し[1-3]、また骨折診断だけではなく転位のある骨折の徒手整復時の治療効果確認にもエコーが使用でき、有効性が示されている[4-6]。
　本稿では頭蓋骨骨折や長管骨骨折、肘関節（上腕骨顆上骨折、関節血腫、肘内障）の評価方法について紹介する。

骨折（頭蓋骨、長管骨）の評価方法

①患者の体位の限定はないが、患者の負担がなく、病変部位が適切に走査できる体位を確保する。
②リニアプローブを使用する。
③患側の創や血腫の直上にプローブをあてる（図7-2-1、7-2-2）。
④正常では皮下組織、筋肉の下に高エコーの線が見える。これが骨皮質である（図7-2-3）。
⑤頭蓋骨や長管骨の連続性を確認し、不連続や段差があれば骨折を考える（図7-2-4、7-2-5）。
⑥頭蓋骨の場合、縫合線が、長管骨の場合は骨端線で骨折と同じように不連続を呈するため、縫合線や骨端線の解剖学的位置と照らし合わせること、健側の同じ部位と比較することで骨折を鑑別する。

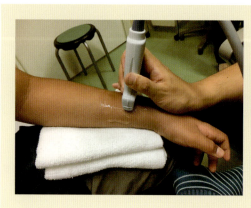 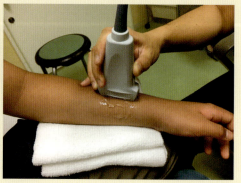

図7-2-1　長管骨エコー走査方法
腫脹や血腫のある部位の直上から縦・横走査する。

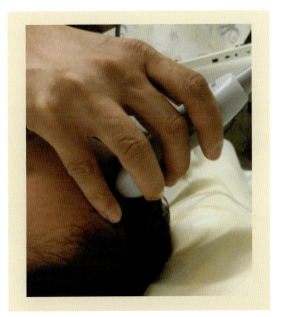

図7-2-2 頭蓋骨走査方法

皮下血腫や疼痛のある部位の上から走査する。

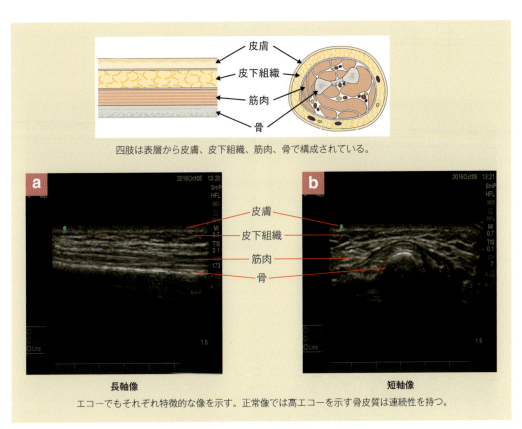

四肢は表層から皮膚、皮下組織、筋肉、骨で構成されている。

長軸像　　　　　　　　　　　短軸像

エコーでもそれぞれ特徴的な像を示す。正常像では高エコーを示す骨皮質は連続性を持つ。

図7-2-3 骨・軟部組織の解剖模式図・正常像

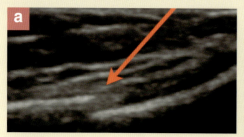

橈骨長軸像
深部の骨皮質を示す高エコーが途絶している。その部位で骨折している。

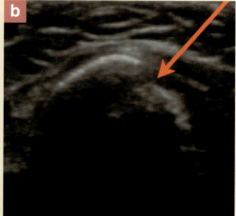

橈骨短軸像
長軸と同様に高エコーの骨皮質の途絶を認める。

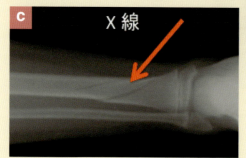

同部位の単純X線写真
橈骨遠位の斜骨折を認める。

図7-2-4 橈骨遠位骨折のエコー像

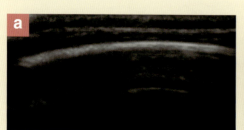

右側頭骨正常像
高エコーを示す骨皮質は連続性を保つ。

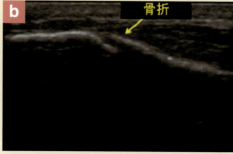

頭蓋骨骨折のエコー像
高エコーを示す骨皮質の途絶を認める。

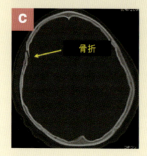

同部位に骨折（右側頭骨骨折）を認める。

図7-2-5 頭蓋骨骨折のエコー像

肘関節の評価方法

①肘関節外側にプローブをあてる（図7-2-6）。
②図に示すように橈骨頭と上腕骨小頭が見える（図7-2-7）。

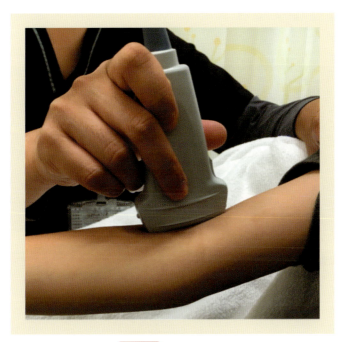

図7-2-6 肘内障走査方法
肘関節の屈側で橈骨と平行にプローブをあてる。

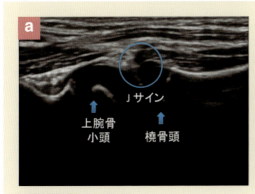
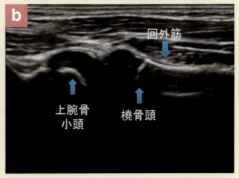

肘関節屈側長軸像（整復前）
骨損傷を示唆する骨皮質野不連続性は認めず、回外筋の腕頭関節内への引き込み（Jサイン）を認める。

肘関節屈橈側長軸像（整復後）
整復前に認められたJサインは消失し、回外筋の高エコー化が認められる。

図7-2-7 肘内障のエコー像

③肘内障の場合、骨の不連続性や途絶は認めず、関節間隙の開大や滑膜ひだの巨大化、回外筋の腕頭関節内への引き込み（Jサイン）を認める（図7-2-7）。

④肘内障であれば整復後にJサインの消失、回外筋の高エコー化を認める（図7-2-7）。

⑤橈骨近位の骨折を認める場合は線状高エコーを示す骨の不連続や途絶を認める。

⑥いずれも健側をまず走査し、患側と比較して評価する（図7-2-8）。

⑦上腕骨顆上骨折を疑う場合は、肘関節背側・腹側の7方向から走査する（図7-2-9）。

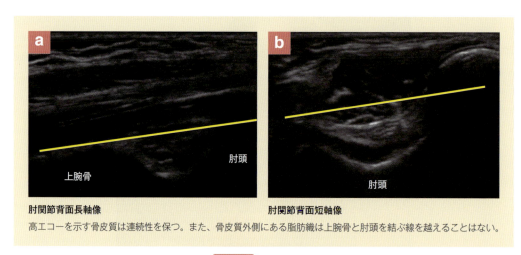

肘関節背面長軸像　　　　　　　　　肘関節背面短軸像

高エコーを示す骨皮質は連続性を保つ。また、骨皮質外側にある脂肪織は上腕骨と肘頭を結ぶ線を越えることはない。

図7-2-8 肘関節正常像

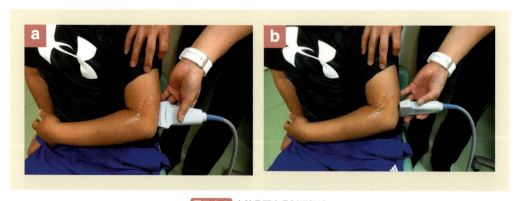

図7-2-9 上腕骨顆上骨折評価法

肘関節背側・側面から縦・横走査する。

⑧上腕骨の連続性、前腕骨との関係、肘関節の脂肪織を評価する。上腕骨に関しては、エコー画像上で上腕骨と肘頭を結ぶ線を脂肪織が越えることは通常なく、越えている場合は関節内血腫があり骨損傷を示唆する（図 7-2-10）。

⑨創面が平坦でなくプローブをあてにくい場合は、水を入れたグローブをプローベと創の間に置く方法（Stand off pad 法）、もしくは洗面器の水に創を浸してその上からスキャンする方法（Water bath 法）で異物を見やすくすることができる（図 7-2-11）。

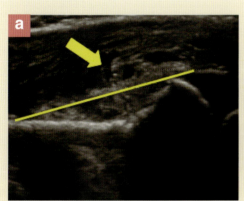

肘関節背面長軸像
骨皮質外側にある脂肪織は上腕骨と肘頭を結ぶ線を越え、関節血腫を示している。

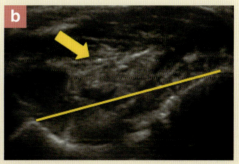

肘関節背面短軸像
骨皮質浅部にある脂肪織は外顆と内顆を結ぶ線を越え、関節血腫を呈している。

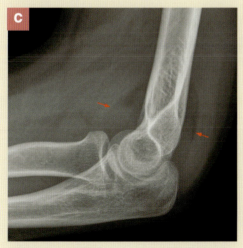

同部位の単純 X 線写真
上腕骨顆上骨折は認めないが Fat pat sign を認める。

図7-2-10 上腕骨顆上骨折のエコー像

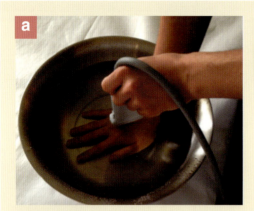
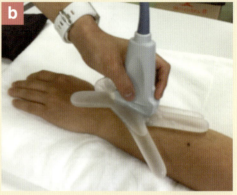

Water bath 法
患部を水に浸して水面にプローブをかざして走査する。これにより浅層の像がより鮮明になる。

Stand off pad 法
患部の上に水の入った手袋をおいて、その上から走査を行う。これにより浅層の像が鮮明になる。

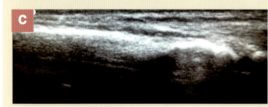

Water bath 法なしでの走査
皮膚、皮下組織は不鮮明である。

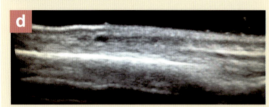

Water bath 法での走査
皮膚、皮下組織が鮮明に描出される。

図7-2-11 Water bath 法と Stand off pad 法

　骨折の超音波検査は血腫や創がない症例には推奨されず、病歴・身体診察に加えて他の検査を考える。エコー走査時は長軸、短軸少なくとも2方向は走査すること、健側と比較することが診断の精度を上げるために重要である。肘内障診断はあくまで病歴・身体診察によるが、上記で診断困難なものや、整復後も症状が残っているものに有効である。

●文　献

1) Sinha, TP. et al. Diagnostic accuracy of bedside emergency ultrasound screening for fractures in pediatric trauma patients. J Emerg Trauma Shock. 4（4），2011, 443-5.
2) Rabiner, JE. et al. Accuracy of point-of-care ultrasound for diagnosis of skull fractures in children. Pediatrics. 131（6），2013, e1757-64.
3) Eckert, K. et al. Ultrasound diagnosis of supracondylar fractures in children. Eur J Trauma Emerg Surg. 40（2），2014, 159-68.
4) Patel, DD. et al. The utility of bedside ultrasonography in identifying fractures and guiding fracture reduction in children. Pediatr Emerg Care. 25（4），2009, 221-25.
5) Wong, CE. et al. Ultrasound as an aid for reduction of paediatric forearm fractures. Int J Emerg Med. 1（4），2008, 267-71.
6) Gallagher, RA. et al. Advances in point-of-care ultrasound in pediatric emergency medicine. Curr Opin Pediatr. 26（3），2014, 265-71.

東京都立小児総合医療センター救命集中治療部救命救急科　**森 崇晃**

3 股関節液貯留

　股関節は大腿骨頭と寛骨臼の間にある関節で、強い関節包で包まれている。そのほかには靱帯や筋肉が付着し、股関節の運動を可能にしている。同部位は小児の単純性関節炎や細菌性関節炎の好発部位であるため、正しく評価を行うことが重要である。

　従来は、病歴や身体所見に加え、血液検査や単純X線写真をもとに上記鑑別を行っていたが、股関節液体貯留の評価に超音波検査が応用されてきており、液体貯留の有無の診断精度は高い。ただ、単純性と化膿性関節炎の鑑別は超音波検査単独では困難であるため、病歴や身体診察、血液検査などを組み合わせて行う必要がある[1,2]。

股関節の評価方法

①患児は仰臥位にし、下肢を軽度外転・外旋位にする（図7-3-1）。
②プローブを鼠径靱帯のすぐ下で大腿動静脈の外側に大腿骨頸部と平行になるよう置く（インジケーターは患児の内頭側）。
③大腿骨頭、大腿骨頸部、関節包が描出される（図7-3-2）。
④股関節液貯留があると健側に比べ関節包が変位し、内部に無エコー域を認める（図7-3-3）。
⑤股関節液貯留の診断は液貯留部分の前後径が5mm以上、もしくは健側と比較して2mm以上の液貯留があることで行う。

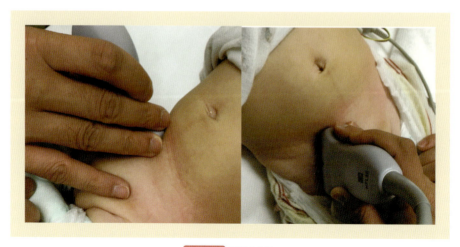

図7-3-1 患児の体位
患児を仰臥位にし、下肢を軽度外転・外旋位にする。

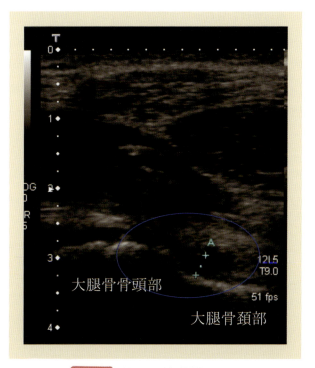

図7-3-2 正常像（健側・股関節長軸像）

股関節の関節包内（青丸）に少量の液体貯留があるものの、正常範囲である。

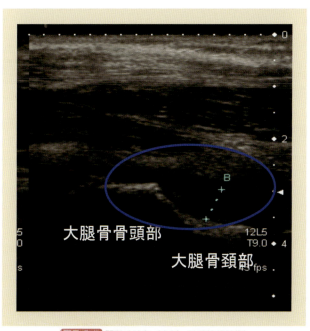

図7-3-3 関節液貯留（患側・股関節長軸像）

股関節の関節包内（青丸）に無エコーの液体貯留を認める。健側に比べて多量の液体が貯留しているのがわかる。

まず健側を走査してから患側と比較すると評価しやすい。走査する角度や場所により液貯留の径が変化するため同じ場所、角度で行うことに留意する。超音波検査では股関節に「液体貯留」があることは診断できるが、原因疾患の同定（単純性・化膿性関節炎の鑑別）はできないため、病歴・身体所見とあわせて診断を進める必要がある。上記方法を応用し、超音波ガイド下股関節穿刺を施行できる。

● 文　献

1) Plumb, J. et al. The role of ultrasound in the emergency department evaluation of the acutely painful pediatric hip. Pediatr Emerg Care. 31（1），2015, 54-8; quiz 59-61.
2) Zamzam, MM. The role of ultrasound in differentiating septic arthritis from transient synovitis of the hip in children. J Pediatr Orthop B. 15（6），2006, 418-22.

東京都立小児総合医療センター救命集中治療部救命救急科　**森　崇晃**

Part 8
エコーガイド下の手技：vascular access

Point

- 現在、多くの主要医療機関で、リアルタイムエコーガイド下中心静脈カテーテル挿入術が取り入れられており、米国の最新のガイドラインでも強く推奨されている。エコーガイド下穿刺の内頸静脈での有用性はすでに証明されているが、大腿静脈、末梢挿入中心静脈カテーテル、鎖骨下／腋下静脈へと適応が広がりつつある。
- 小児の中心静脈や末梢動・静脈は細く、浅い位置にあるため、穿刺針の先端をエコーでとらえ続けて穿刺するのは容易ではなく、ある程度の熟練を要する。シミュレーターで訓練を積み、とにかくエコーを持ち出して、エコーガイド下に穿刺することをお勧めする。ランドマーク法や動脈拍動を触知して穿刺する、もしくは穿刺の指標にする方法よりも、特に初級者においてははるかに安全で、はるかに上達が早い。
- また、エコーガイド下穿刺においては血管周囲の解剖の理解が深まるため、いざブラインドでの穿刺を余儀なくされた場合にも役立つはずである。

エコーガイド法の成り立ち

　エコーをガイドにした中心静脈カテーテル挿入術が初めて報告されたのは1984年である[1]。ペンシルタイプのドプラ診断装置を用いて内頸静脈の位置を同定し、皮膚にマーキングした場所を盲目的に穿刺した群と、ランドマーク法を用いて穿刺した群とを比較検討した研究であった。このように、エコーガイド法は当初、ランドマーク法や「盲目的」穿刺時に、目的の中心静脈の位置を同定する補助として使用されていた。このエコーガイド法は、有益な可能性があると結論づけられたが、準備の煩雑さとコストに見合う「未来への新しい技術」という印象を与えることができなかった。

　その後、約四半世紀を経て、エコー技術が格段に進歩した結果、高周波リニアプローブでは血管の解剖と周囲の構造物が詳細な映像として見えるようになった。最近ではリアルタイム2次元エコーガイド下に中心静脈カテーテルを挿入すると成功率が上がり、機械的合併症、特に動脈穿刺と気胸が減少することが複数報告されている[2-4]。National Institute for Health and Clinical Excellence（NICE）[5]やCenters for Disease Control and Prevention（CDC）[6]などの医療専門協会は、リアルタイム2次元エコーガイド下中心静脈カテーテル挿入術を標準的ケアとして推奨している。

　現在、多くの主要医療機関で、リアルタイムエコーガイド下中心静脈カテーテル挿入術が「いつもの手順」であり、アメリカの最新のガイドラインでも強く推奨されている[7]。エコーガイド下穿刺の内頸静脈での有用性は証明されているが、大腿静脈、末梢挿入中心静脈カテーテル（PICCs：peripherally inserted central catheters）[8]、鎖骨下／腋下静脈へと適応が広がりつつある。

中心静脈の解剖

 内頸静脈

　内頸静脈は頸部の前外側を垂直に、気管に沿って走行している（図8-1）。一般的な穿刺点（ランドマーク法のセントラルアプローチ）である小鎖骨上窩頂点から鎖骨までは、気管にほぼ平行に存在する（図8-1a）。鎖骨から上流（尾側）では、鎖骨下静脈と合流して腕頭静脈（無名静脈）と名を変え、左右の腕頭（無名）静脈が合流後、上大静脈となって右心房へ注ぐ。気管と並走していた内頸静脈は、肺尖部に邪魔される形で内側へ曲がって走行する。このため、鎖骨の背側レベルまで穿刺針を進めるのは危険で、鎖骨の手前で穿刺を完遂しなければならない。内頸静脈の深さは、新生児や小さい乳児を除くと、年齢にかかわらず、小児では1cm程

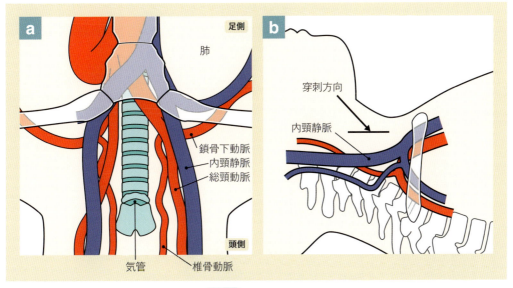

図8-1 内頸静脈の走行

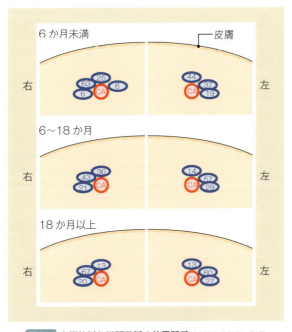

図8-2 内頸静脈と総頸動脈の位置関係 (文献9を参考に作成)
穿刺体位では内頸静脈は低年齢ほど総頸動脈（CA）の前面に位置する傾向にある。

度である。血管径が約5mm～1cmなので、通常2cm以上の深さに穿刺針を進める必要はないはずである[9]。

　穿刺の指標にしたり、動脈誤穿刺を避けるため、総頸動脈との位置関係は重要である。小学生未満の小児を対象にした研究では、頭部を正中位として、内頸静脈は過半数で総頸動脈の外側、もしくは前外側に位置していたが、20～40％で総頸動脈の前方に観察された（図8-2）[9]。

また頭部を外転した場合、内頸静脈が総頸動脈の前方へ偏位する。穿刺前のプレスキャンで内頸静脈と総頸動脈の重なりが大きい場合は、頭部の外転を少し戻すと内頸静脈が外側へ戻るため、重なりが軽減され、穿刺しやすくなる（図8-3）[10]。

椎骨動脈の走行にも注意を払う必要がある（図8-4）。椎骨動脈は鎖骨下動脈から分岐し、

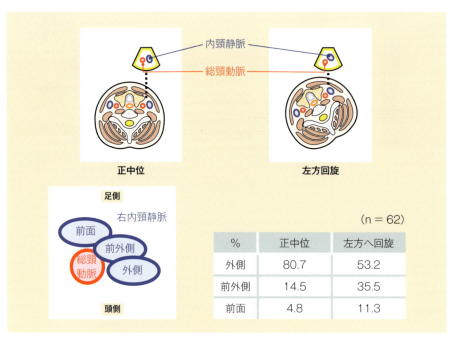

図8-3 内頸静脈と総頸動脈の重なり（文献10を参考に作成）
顔を左方へ回旋すると右内頸静脈は総頸動脈の前面方向へ移動する。

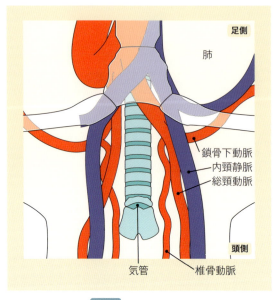

図8-4 椎骨動脈の走行

頸椎椎体の側方を上行して、第 6 頸椎の横突孔を通って頭側へ向かう。しかし、第 6 頸椎横突孔へ入らず、内頸静脈背側まで蛇行する例がある。また、内頸静脈の背側に頸横動脈や上・下甲状腺動脈などが走行していることがあり、これらの動脈を損傷した場合は、仮性動脈瘤[11]や動静脈瘻[12]が起こり得る。

2 大腿動脈

次に、大腿静脈の解剖学的特徴を考える。大腿静脈は、鼠径靱帯尾側の穿刺部位付近では、大腿動脈の内側～後内側に隣接している（図 8-5）。多くは並走しているが、12％に重なりが観察されたという報告がある[13]。鼠径靱帯より頭側では、大腿静脈は背側へ大きく蛇行し、かつ、大腿動脈の背側に回り込み、前後関係になるため、穿刺角度が浅いと動脈や腹腔内臓器を穿刺するリスクが大きくなる。

エコーで鼠径靱帯から遠位へ観察していくと、鼠径靱帯のすぐ遠位で総大腿動脈と総大腿静脈が見られる。その後、静脈より先に動脈が分岐し（浅大腿動脈と深大腿動脈）、動脈 2 本に隣接する形で総大腿静脈が観察できることがよくある。動脈が分岐した後、総大腿静脈の内側に大伏在静脈の合流が観察され、その遠位で外側穿通静脈の合流が観察される。そのすぐ遠位で総大腿静脈は深大腿静脈と浅大腿静脈に分岐する（図 8-6）[14] see 動画 8-1 。

大腿静脈穿刺の指標とされる鼠径靱帯は体表からわかりにくいことがあるが、鼠径靱帯より遠位にある大腿の付け根の皺（鼠径溝）は体表からわかりやすい。通常、鼠径溝直下の総大腿静脈が最も皮膚から浅い位置にあり、総大腿動脈と並走している（図 8-7）。この部分の総大腿静脈直径は、内頸静脈直径より 2～4mm 程度小さい[15]。

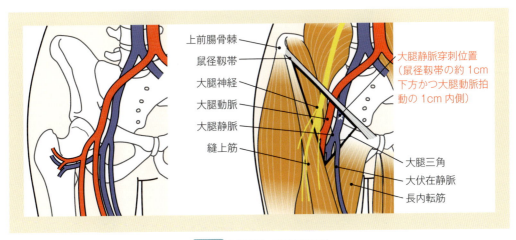

図 8-5 大腿静脈：鼠径靱帯尾側

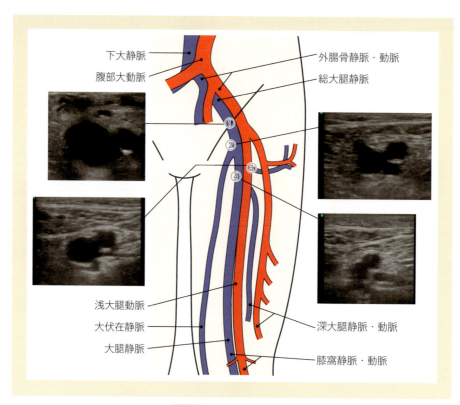

図8-6 大腿静脈と大腿動脈

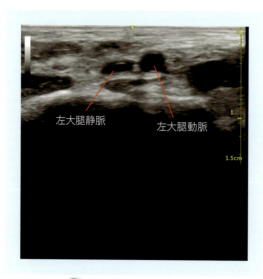

see 動画8-1 左大腿静脈の分岐

エコープローブを尾側方向へスライドしていくと、図8-6で示した分岐を追うことができる。

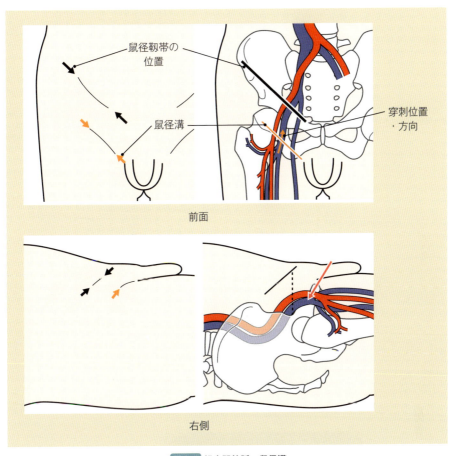

図8-7 総大腿静脈：鼠径溝

プローブの選択と初期設定

　内頸静脈の穿刺には、通常、高周波リニアプローブを使用する。小さく平らなプローブで、浅い部分の解像度が高く、血管穿刺に最適である（図8-8）。ホッケースティック型プローブは小さく軽いため、小さい小児に使用する場合でも扱いやすい。このプローブの推奨視野深度は約2cmで、図の通常タイプのリニアプローブは約4cmである。小児の内頸静脈は通常、約1cmの深さに存在するので、ホッケースティック型プローブで十分だといえる。視野深度を浅く設定すると血管や針が大きく見え、穿刺しやすくなるが、浅すぎる深度設定では血管後壁より背側の構造物（特に椎骨動脈）をが十分観察できなくなるため危険である。適切な視野深度設定を心がけよう（図8-9）。

　エコープローブにはマーカーがあり、使用前にマーカーの方向とエコー画面のマークの関連性を確認する。エコー画面のマークが右側にあるときは、マーカーが自分の右を向くようにプローブを保持する。内頸静脈の穿刺では、ホッケースティック型の場合、マーカーの向きによ

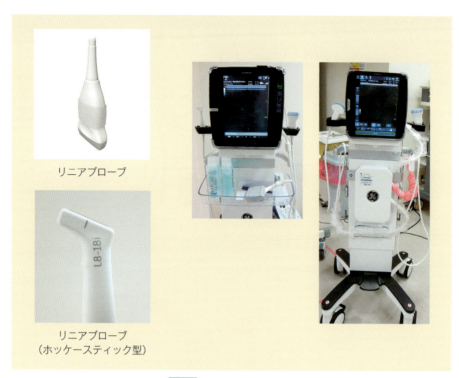

図8-8 高周波リニアプローブ

リニアプローブ

リニアプローブ
(ホッケースティック型)

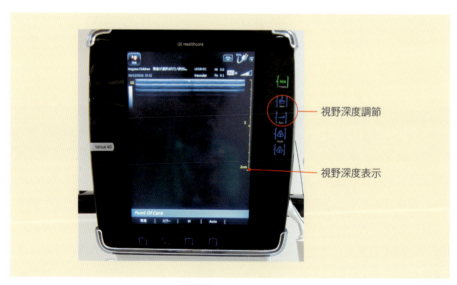

視野深度調節

視野深度表示

図8-9 視野深度の設定

って持ちやすさが異なる。そのため、持ちやすいように持った後、マーカーと画面のマークの位置関係を合わせるために、必要があれば画面を左右反転させる（図8-10）。内頸静脈穿刺の場合は、患者の頭側に立ち、尾側のやや外側に向けて穿刺するため、エコー装置は穿刺血管と同側の足側（左内径静脈であれば、患者の左体側）の見やすい場所に配置する（図8-11）。大

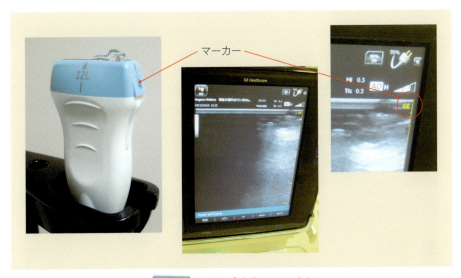

図8-10 マーカーの向きと画面の向き

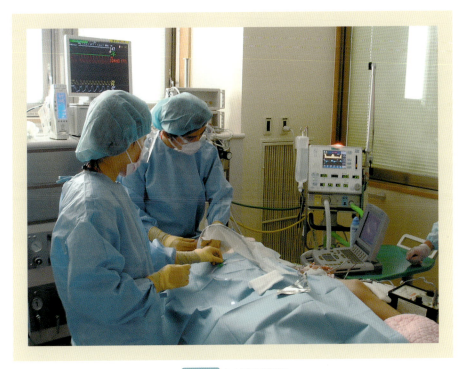

図8-11 左内頸静脈穿刺

　腿静脈穿刺の場合は、足側に立ち、頭側のやや内側に向けて穿刺するため、エコー装置は穿刺血管と対側の頭側（右大腿静脈であれば左体側）に配置する（図8-12）。

　一般的に、内頸静脈は頭低位で拡張するので、15〜30度の頭低位であるTrendelenburg体位とする[16]（図8-13）。Trendelenburg体位をとると静脈圧も上昇するので、前壁と後壁両方を同時に貫通する（double wall puncture）危険性が減少する。静脈圧が低ければ、穿刺針が前壁

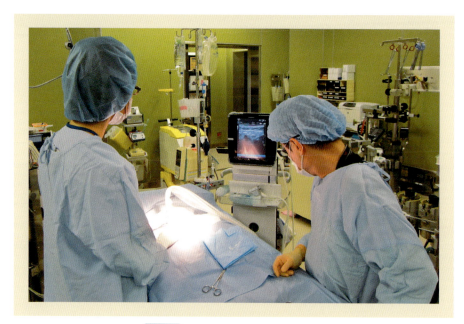

図8-12 右大腿静脈穿刺時のエコーの位置

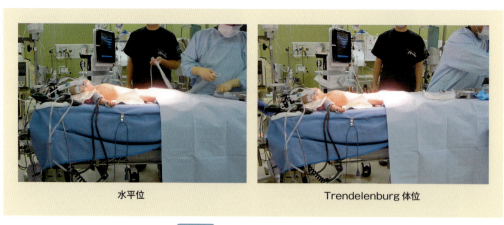

水平位　　　　　　　　　　　Trendelenburg体位

図8-13 内頸静脈穿刺に適した体位

に触れても貫くことができずに後方へ移動し、後壁へ接触しても貫けなくなる。そして、前壁を貫いた途端に後壁を貫いてしまう。

　小さい小児では協力が得られにくいため、気管挿管、陽圧調節換気下で穿刺するほうが安全である。PEEPを5cm程度かけておくと血管内が陰圧とならず、空気を吸い込むこともない。穿刺時にPEEPを上げたり、加圧保持する（バルサルバ手技と同じこと）と胸腔内圧が上昇するので、内頸静脈がさらに拡張し、穿刺しやすくなる[16]（図8-14）see 動画8-2。自発呼吸下で穿刺する場合は、空気を吸い込まないように、ガイドワイヤー操作時に息止めをしてもらうか、できない場合は、なるべく大気に解放される時間が少なくなるよう手早く行う。プローブをあてるスペースを確保するため、内頸静脈穿刺の場合、顔を穿刺側の反対方向へ向ける。注

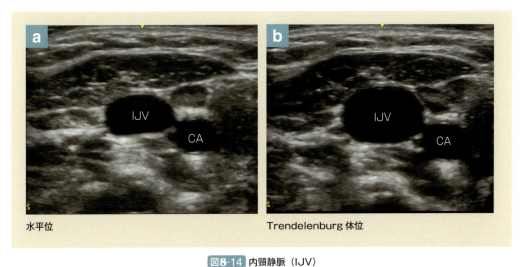

図8-14 内頸静脈（IJV）

b が Trendelenburg 体位をとったときの内頸静脈。

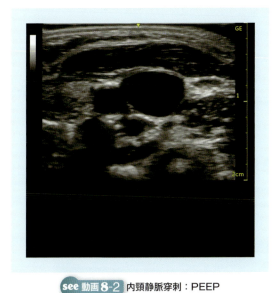

see 動画8-2 内頸静脈穿刺：PEEP

PEEP をかけると内頸静脈が拡張する。

意する点は、顔を反対へ向けると、総頸動脈の外側に位置していた内頸静脈が総頸動脈の前方へ偏移して誤穿刺のリスクが高くなることがあり、その場合は顔の角度を調整する必要がある[10]。

大切なプレスキャン

1 プレスキャンのポイント

　消毒を行う前にエコーで穿刺予定部位を大まかに観察することをプレスキャンという。プレスキャンは左右両側行うことを心がけたい。内頸静脈穿刺であれば、内頸静脈の異常はないか、総頸動脈との位置関係はどうか、内頸静脈のすぐ背側に椎骨動脈が走行していないかといったことを確認する。

　顎下から鎖骨下まで内頸静脈の走行を追って観察する。右内頸静脈であれば、鎖骨上部でエコープローブを尾側へ向けると、鎖骨下静脈、腕頭静脈が観察できる（図8-15） see 動画8-3 。プレスキャンを省略して、滅菌ドレープをかけた後で異常に気付いても後の祭りである。内頸静脈の欠損や閉塞、狭窄などがあれば穿刺部位の変更、総頸動脈との重なりが大きければ顔の外旋を戻す、といった対策も可能となる。

　深さの観察も重要である。内頸静脈は、成人では約1.5〜2cmの深さに存在するが、小児では約1cmの深さであることが多い。針を深く刺しすぎないための目安となる。エコーガイド下で穿刺している場合はエコー画面に集中し、実際の針の刺入長は見ていないことが多い。小児では、細く、短い穿刺針を使用しよう。

2 動脈と静脈を見分ける方法

　エコーで動脈と静脈を見分ける方法は3つある。1つは、血管の拍動を確認する方法で、動

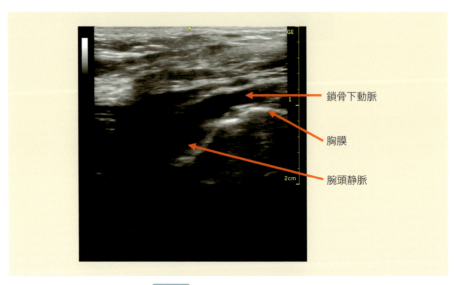

図8-15 プレスキャン：右内頸静脈

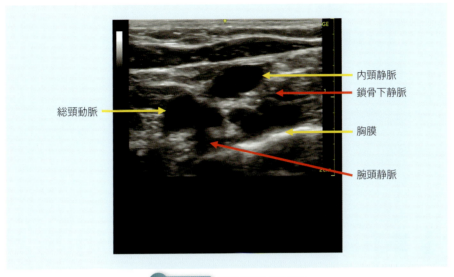

see 動画8-3 鎖骨下静脈と腕頭静脈

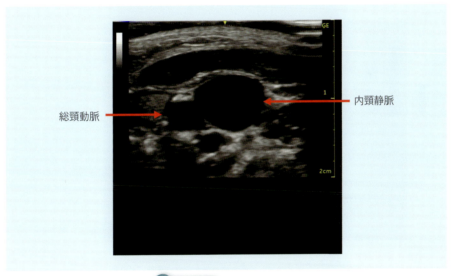

see 動画8-4 総頸動脈と内頸静脈

脈は明らかに拍動していることが多い see 動画8-4 。動脈と静脈が近接している場合は、静脈が動脈と一緒に拍動しているように見えることがある。2つ目は、プローブで体表を圧迫する方法で、軽い圧迫で変形、虚脱するのが静脈、虚脱しないのが動脈である see 動画8-5 。小さい小児では、動脈壁が軟らかく、圧迫により変形することがある。3つめは、カラードプラを使用する方法である。カラードプラは、プローブに向かってくる血流を赤で、遠ざかる血流を青で表示する。プローブを心臓の方向（頸部であれば尾側、鼠径部であれば頭側）へ傾けてカラードプラで見た場合、赤が動脈、青が静脈となる（逆に傾けた場合は、赤が静脈、青が動脈

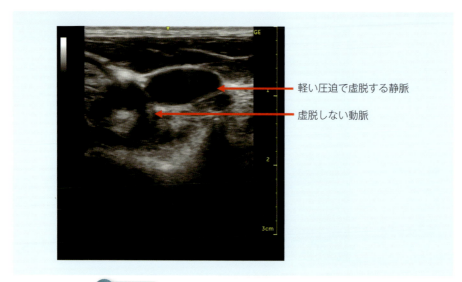

see 動画 8-5 動脈と静脈を見分ける方法：プローブで体表を圧迫

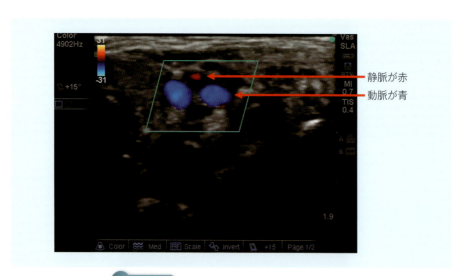

see 動画 8-6 動脈と静脈を見分ける方法：カラードプラ

になることに注意する） see 動画 8-6 。この3つの方法を駆使して、動脈と静脈を確実に見分けよう。

穿刺前の準備

プレスキャンを行ったら、エコーゼリーをアルコール綿などでしっかり拭き取る。感染防御対策のためにマキシマルバリアプリコーションを実践する。滅菌ガウンを着たら、イソジン液などで十分に広い範囲（頸部であれば鎖骨の下まで、大腿部であれば臍下まで）を消毒する。ガイドワイヤーをエコーで中枢まで追跡する必要があるからである。滅菌ドレープをかけ終わったら、滅菌プローブカバーに少量のエコーゼリーを入れ、介助担当者にエコープローブをカバー内へ入れてもらう。輪ゴムでしっかり固定したら、プローブの準備は完了である。マーカーの向きを確認し、エコー画面のマークの位置と合わせて、必要があればエコー画面を左右反転する。深度設定と輝度設定を調節したら、いよいよ穿刺準備完了となる。

小児の中心静脈カテーテル挿入術は、穿刺からカテーテル挿入までの操作が繊細であるため、当院では介助者1名が手洗いを行い、2名で中心静脈カテーテル挿入術を行うようにしている。介助者は上述の穿刺準備の間にカテーテルやガイドワイヤーの準備を進めておく see 動画8-7。

エコーガイド下穿刺の実際

1 内頸静脈穿刺

まず、内頸静脈穿刺から解説する。プレスキャンで見た内頸静脈とその周囲の構造物をもう一度確認し、短軸法で輪切りとなった内頸静脈をエコー画面の中央へ配置して、エコープローブの中央直下で穿刺する（図8-16）。エコープローブの中央には通常、目印が付いており、

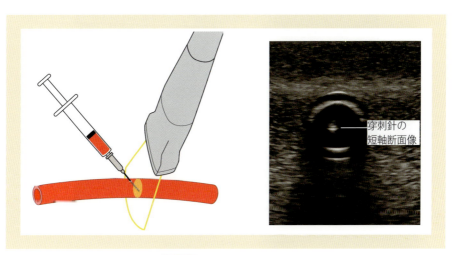

図8-16 内頸静脈穿刺：短軸法

エコー画面上の中央のマークと対応しているので、穿刺の目安とすればよい。このとき、エコーカバーを刺してしまわないよう十分注意する。

穿刺の角度は、皮膚に対して45〜60度くらいとするのが基本であり、エコープローブとの角度がないほうが針を描出しやすい。穿刺針が皮下に入ったらそれ以上進めず、エコープローブを傾けるなどの操作を行い、内頸静脈前壁に針先が到達するまでにエコーで針先を描出する。針先が描出できたら、頸静脈前壁までエコー画面で針先を見ながら、見失わないように穿刺針を慎重に進める。

> **memo**
> 穿刺針の刺入のコツは、エコー画面に穿刺針の先端が映っている状態で、エコープローブを少し尾側へ傾け、画面から針先が消えたら、少し穿刺針を進める。エコー画面に針先が出てきたら、穿刺針を止めて、エコープローブをさらに少し尾側へ傾ける。この操作を針先が内頸静脈前壁に到達するまで繰り返す。

針先が内頸静脈前壁に接したら、針を少し進めてみる。内頸静脈前壁が凹み、内頸静脈内腔がハート型になり、さらに針をゆっくり進めていると、内頸静脈前壁と後壁が接するまで虚脱してそのまま貫通してしまう。ハート型になるのを確認できたら、そこからは穿刺針を素早く突っついてすぐ止めるように進める（a short, stabbing motion）[17] と、前壁のみを穿通し、穿刺針内へ血液の逆流が得られる see 動画8-8 。エコープローブで体表を圧迫しないように保ち、内頸静脈を圧迫しないようにすることも重要である。

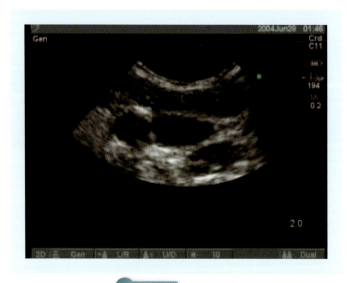

see 動画8-8 内頸静脈穿刺

> **memo**
> 前述の静脈圧が上昇するTrendelenburg体位や穿刺力（穿刺に必要な力）の小さい細い穿刺針を用いることも重要である。実際、ガイドワイヤーを使用するセルジンガー法では22Gより太い穿刺針は必要ない。

　エコー画面で内頸静脈内腔に穿刺針の先端が確認できたら、エコープローブをさらに少し尾側へ傾ける。穿刺針の先端が画面から消失したら（vanishing target sign）[18]、後壁を穿通していない証拠となる（図8-17）。そこからさらに穿刺針を皮膚に対して水平に近づけ、エコーで確認しながら少し進める。vanishing target signを確認したら穿刺針の内筒を抜去し、外筒内への血液の逆流を確認する。逆流がなければ内頸静脈を貫通している可能性があるため、外筒をゆっくり抜いてくる。逆流を確認できたところで外筒を保持し、ガイドワイヤーをゆっくり挿入する。ガイドワイヤーを予定の深さまで抵抗なく挿入できたら、ガイドワイヤーに沿って外筒を奥まで押し込む。外筒を奥まで挿入できた状態で、ガイドワイヤーが抵抗なく自由に動くことを確認する。確認できたら、エコーでガイドワイヤーが内頸静脈内にあることを確認する（詳しくは「ガイドワイヤーを確認しよう」→154ページを参照）。

　エコーでガイドワイヤーが内頸静脈内にあることに確信が持てない場合は、外筒を残してガイドワイヤーを一度抜去して、血液ガスや圧波形から外筒が静脈内にあることを確認する。ガイドワイヤー位置が確認できたら、外筒を抜去し、ガイドワイヤーに沿ってダイレーターを挿入する。

　エコープローブの長軸が穿刺点と鎖骨の間に収まるのであれば、長軸法での穿刺も可能である。長軸法は血管の走行に対して平行にプローブをあて、血管と針全体の両方を同時に1画面内に描出して穿刺する方法である。短軸法を「out of plane approach」、長軸法を「in plane approach」ともいう[19]（図8-18）。針全体を完全に描出できれば、思い通りの角度で安全に穿刺することが可能である。しかし、針全体と血管の中央部（最も穿刺に適した場所）を同時に

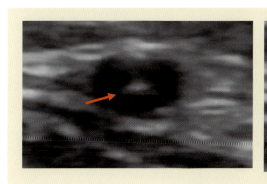
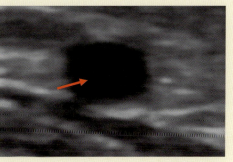

図8-17 Vanishing target sign

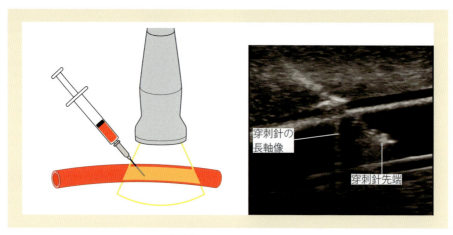

図8-18 内頸静脈穿刺：長軸法

描出し続けるのは高度な技術が必要となる。針の描出が不十分だと、動脈など周辺構造物を誤穿刺する可能性があり、また、エコーがずれて動脈を描出した状態で穿刺してしまうこともあり得るため、十分なトレーニングが必要である。

2 大腿静脈穿刺

　大腿静脈に対しても、内頸静脈の手順とほぼ同じ手順でカテーテルを留置する。注意点としては、血胸や気胸の危険性がない代わりに、腹腔内臓器の損傷や動脈誤穿刺、カテーテルの迷入などが生じ得ることである。

　体位としては、臀部を外転し、下肢をやや外旋する。15〜30度程度の逆Trendelenburg体位とすると穿刺部分の静脈圧が上昇し、穿刺しやすいかもしれない。成人では鼠径靱帯より約2cm遠位に鼠径溝があり、鼠径靱帯より4cm（鼠径溝より約2cm）遠位を皮膚に対して30〜60度の角度で穿刺するとよいとされる。小児では鼠径溝にエコープローブをあて、総大腿動静脈の位置関係を把握した後、エコープローブをゆっくり遠位へ移動する。動脈が分岐し、動脈2本、静脈1本が確認できれば、エコーをやや頭側へ戻す。総大腿動静脈が並走しているところで、エコープローブの直下を皮膚に対して30〜60度の角度で穿刺する see 動画8-9 。

　一般的に、大腿静脈は内頸静脈より細く浅い位置にあるため、エコーで穿刺針の先端をとらえながら血管の前壁だけを穿通するのは熟練を要する。double wall punctureを避けようと穿刺角度を浅くしすぎると、穿刺針が鼠径靱帯を超えて腹腔内へ進んでしまう可能性があり危険である。後壁を貫通してしまったら、穿刺針の外筒だけを引き抜いてきて、血液が逆流してきたところで手際よくガイドワイヤーを挿入するとよい。

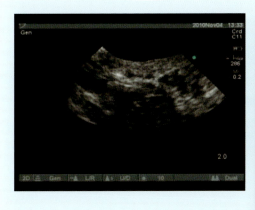 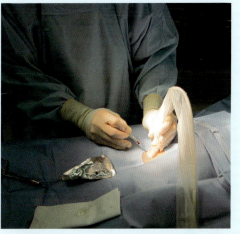

see 動画8-9 大腿静脈穿刺

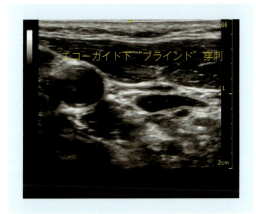 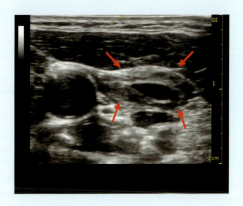

see 動画8-10 右内頸静脈:エコーガイド下ブラインドアプローチ

see 動画8-11 右内頸静脈:血腫形成

コツいろいろ

　動画8-10はエコーガイド下内頸静脈穿刺である see 動画8-10 。動画の中では穿刺し終わっているのだが、内頸静脈前壁が凹んでいるのが観察できるだけで、穿刺針が全く描出されていない。このようなアプローチは「エコーガイド下『ブラインド』アプローチ」とも言われ、見ているようで見ていない危険な方法である。見えていないところで動脈や肺を誤穿刺してしまっているかもしれない。針先が見えていない段階で穿刺針を進めていくことは厳に慎むべきである。動画8-11では、動画8-10の穿刺がうまくいかず、周囲に血腫ができ、内頸静脈内腔が狭小化している see 動画8-11 。結局、血腫が増大して内頸静脈内腔が著しく狭小化したため、

この内頸静脈でのカテーテル挿入は断念した。

　動画8-12では、内頸静脈内まで穿刺針が到達しているように見えるが、前壁を押しているだけで、血液の逆流が得られなかった see 動画8-12。動画8-13では、穿刺針の先端が前壁に到達してから、a short, stabbing motion で前壁だけ穿通し、血液の逆流が認められた see 動画8-13。動画8-14ではプローブの圧迫で内頸静脈、総頸動脈が同定できたと考えたが see 動画8-14、念のためカラードップラーで確認したところ、内頸静脈が2本の動脈（総頸動脈、椎骨動脈）で囲まれていて、動脈誤穿刺のリスクが高かった see 動画8-15。頭部の外転を少し戻したところ、安全な穿刺針の進路が開けた see 動画8-16。

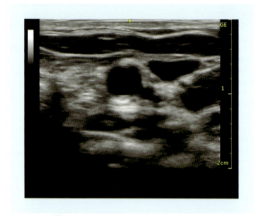
see 動画8-12 右内頸静脈：前壁非貫通

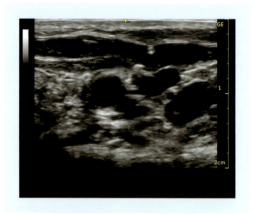
see 動画8-13 右内頸静脈：前壁貫通

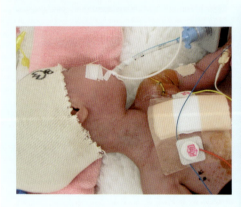
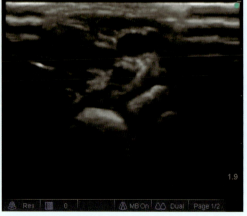
see 動画8-14 右内頸静脈：圧迫で同定？

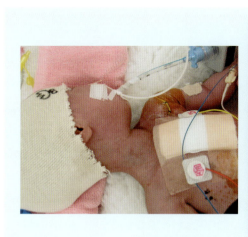
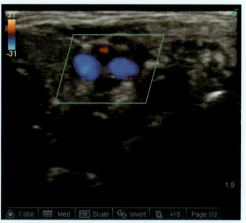

see 動画 8-15 右内頸静脈：カラードプラで確認

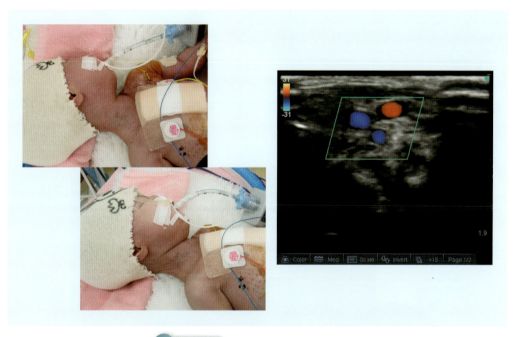

see 動画 8-16 右内頸静脈：顔の外転を少し戻す

Part 8 エコーガイド下の手技：vascular access

ガイドワイヤーを確認しよう

　ガイドワイヤーが予定の深さまで挿入できたら、エコーでガイドワイヤーを確認する。短軸法では、ガイドワイヤーは血管内に点として確認できる。長軸法では、内頸静脈とガイドワイヤー全体を1画面で確認できる（図8-19）。エコー画面にガイドワイヤーをとらえたら、まずガイドワイヤーが後壁を貫通していないことを確認する。そして、右内頸静脈の場合、ガイドワイヤーを鎖骨直上までエコーで追っていき、そこからエコープローブをさらに尾側へ向けると、鎖骨下静脈と腕頭静脈の分岐が確認できる。ガイドワイヤーが腕頭静脈方向へ進んでいるのか、鎖骨下静脈へ迷入していないか確認する。左内頸静脈の場合も同様に、鎖骨下静脈と無名静脈まで描出できればよい。

　ガイドワイヤーが鎖骨下静脈へ迷入していないことを確認できればダイレーターを挿入し、カテーテルを留置する。経食道エコーが挿入されている場合は、右心房へ合流する部分の上大静脈内にガイドワイヤーが進んできているか確認できる[20]。

　大腿静脈の場合も同様に、短軸法と長軸法でガイドワイヤーが確実に静脈内を走行していることを確認する（図8-20）。経食道エコーでは、下大静脈内をガイドワイヤーが上行しているか確認できる（図8-21）。重大な合併症を予防するため、ダイレーター挿入前にガイドワイヤーを確認することは極めて重要である[21]。

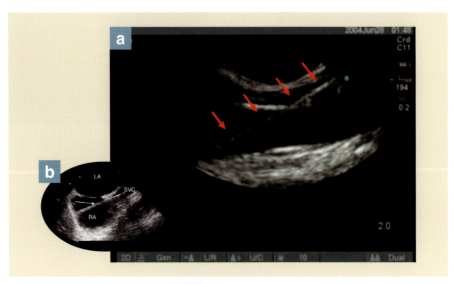

図8-19　右内頸静脈：長軸法
a：右内頸静脈内のガイドワイヤーを長軸法で確認。
b：経食道エコー。上大静脈から心房内にガイドワイヤーを確認。

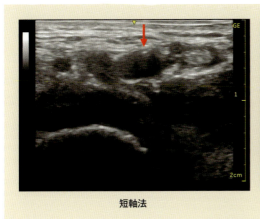
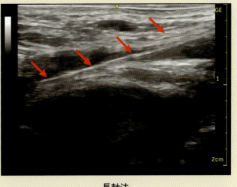

短軸法　　　　　　　　　　　　　　長軸法

図8-20 右大腿静脈

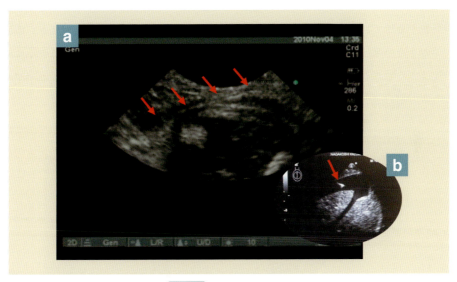

図8-21 右大腿静脈：長軸法
a：右大腿静脈内のガイドワイヤーを長軸法で確認。
b：経食道エコー。下大静脈内にガイドワイヤーの先端を確認。

カテーテルを確認しよう

　内頸静脈、大腿静脈どちらの中心静脈カテーテルも、先端を右心房近くへ留置した場合、経食道エコーや経胸壁エコーで確認可能である。静脈血の逆流、血液ガス、圧波形なども、カテーテルが静脈内へ留置されている証拠となる。エコーのみでカテーテル先端の位置や合併症の有無を確認できるとする報告はあるものの[22]、現時点ではX線撮影による確認は必須であろう[23]（図8-22）。

末梢静脈・動脈にカテーテルを挿入しよう

　末梢静脈や動脈でも中心静脈と同様にエコーガイド下にカテーテルを留置できる。体表から直接視認できない末梢静脈や浮腫がある場合は、よい適応である[24,25]。橈骨動脈や足背動脈など、拍動はよく触れるが視認できない場合も、最近の高周波数リニアプローブでは明瞭に観察可能である[26] see 動画8-17。

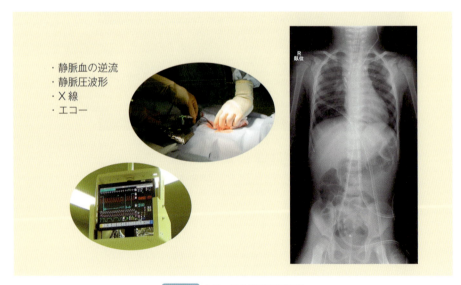

図8-22 カテーテル留置後の確認

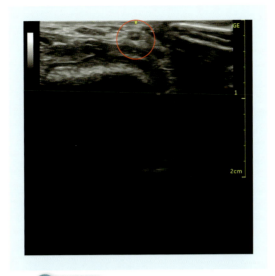

see 動画8-17 動脈穿刺：リニアプローブで確認

エコーガイド下穿刺のすすめ

　小児の中心静脈や末梢動・静脈は、比較的細く、浅い位置にある。そのため、穿刺針の先端をエコーでとらえ続けて穿刺するのは容易ではなく、ある程度の熟練を要する。シミュレータで訓練を積んだり、周囲になんと言われてもとにかくエコーを持ち出して、エコーガイド下に穿刺することをおすすめする。ランドマーク法や動脈拍動を触知して穿刺する、もしくは穿刺の指標にする方法よりも、特に初級者においてははるかに安全で、はるかに上達が早いことを約束する[27]。

　また、エコーガイド下穿刺が不可能な状況も起こり得るが、相当に稀である[28]。エコーガイド下穿刺は、血管周囲の解剖の理解が深まるため、いざブラインドでの穿刺を余儀なくされた場合にも役立つはずである。

● 文　献

1) Legler, D. et al. Doppler localization of the internal jugular vein facilitates central venous cannulation. Anesthesiology. 60（5）, 1984, 481-2.
2) Karakitsos, D. et al. Real-time ultrasound-guided catheterisation of the internal jugular vein: a prospective comparison with the landmark technique in critical care patients. Crit Care. 10（6）, 2006, R162.
3) Milling, TJ. Jr. et al. Randomized, controlled clinical trial of point-of-care limited ultrasonography assistance of central venous cannulation: the Third Sonography Outcomes Assessment Program（SOAP-3）Trial. Crit Care Med. 33（8）, 2005, 1764-9.
4) Shime, N. et al. Ultrasound Imaging Reduces Failure Rates of Percutaneous Central Venous Catheterization in Children. Pediatr Crit Care Med. 16（8）, 2015, 718-25.
5) National Institute for Health and Clinical Excellence. Guidance on the use of ultrasound locating devices for placing central venous catheters. NICE Technology Appraisal Guidance. 49, 2002, 1-24.
6) O'Grady, NP. et al. 2011 Guidelines for the Prevention of Intravascular Catheter-Related Infections. Centers for Disease Control

and Prevention. 2011, 1-83.
7) Troianos, CA. et al. Special articles: guidelines for performing ultrasound guided vascular cannulation: recommendations of the American Society of Echocardiography and the Society of Cardiovascular Anesthesiologists. Anesth Analg. 114 (1), 2012, 46-72.
8) Katheria, AC. et al. A randomized controlled trial of ultrasound-guided peripherally inserted central catheters compared with standard radiograph in neonates. J Perinatol. 33 (10), 2013, 791-4.
9) Roth, B. et al. Anatomic relationship between the internal jugular vein and the carotid artery in preschool children--an ultrasonographic study. Paediatr Anaesth. 18 (8), 2008, 752-6.
10) Arai, T. et al. Rotation of the head might not be recommended for internal jugular puncture in infants and children. Paediatr Anaesth. 19 (9), 2009, 844-7.
11) Balethbail, S. et al. Vertebral artery pseudoaneurysm a complication after attempted internal jugular vein catheterization in a neurosurgical patient. J Neurosurg Anesthesiol. 23 (1), 2011, 53-4.
12) Stock, U. et al. Iatrogenic vertebrojugular arteriovenous fistula. Anaesthesia. 51 (7), 1996, 687-8.
13) Silverberg, MJ. et al. Intensive care ultrasound: II. Central vascular access and venous diagnostic ultrasound. Ann Am Thorac Soc. 10 (5), 2013, 549-56.
14) Warkentine, FH. et al. The anatomic relationship of femoral vein to femoral artery in euvolemic pediatric patients by ultrasonography: implications for pediatric femoral central venous access. Acad Emerg Med. 15 (5), 2008, 426-30.
15) P Souza Neto, E. et al. Ultrasonographic anatomic variations of the major veins in paediatric patients. Br J Anaesth. 112 (5), 2014, 879-84.
16) Kim, HY. et al. Effects of the Trendelenburg Position and Positive End-Expiratory Pressure on the Internal Jugular Vein Cross-Sectional Area in Children With Simple Congenital Heart Defects. Medicine (Baltimore). 95 (18), 2016, e3525.
17) Gordon, AC. et al. US-guided puncture of the internal jugular vein: complications and anatomic considerations. J Vasc Interv Radiol. 9 (2), 1998, 333-8.
18) Moore, CL. Ultrasound first, second, and last for vascular access. J Ultrasound Med. 33 (7), 2014, 1135-42.
19) AIUM practice guideline for the use of ultrasound to guide vascular access procedures. J Ultrasound Med. 32 (1), 2013, 191-215.
20) Chaney, MA. et al. Transoesophageal echocardiography and central line insertion. Ann Card Anaesth. 10 (2), 2007, 127-31.
21) Stone, MB. et al. Ultrasound detection of guidewire position during central venous catheterization. Am J Emerg Med. 28 (1), 2010, 82-4.
22) Park, YH. et al. Transthoracic echocardiographic guidance for obtaining an optimal insertion length of internal jugular venous catheters in infants. Paediatr Anaesth. 24 (9), 2014, 927-32.
23) American Society of Anesthesiologists Task Force on Central Venous Access, Rupp, SM. et al. Practice guidelines for central venous access: a report by the American Society of Anesthesiologists Task Force on Central Venous Access. Anesthesiology. 116 (3), 2012, 539-73.
24) Doniger, SJ. et al. Randomized controlled trial of ultrasound-guided peripheral intravenous catheter placement versus traditional techniques in difficult-access pediatric patients. Pediatr Emerg Care. 25 (3), 2009, 154-9.
25) Benkhadra, M. et al. Ultrasound guidance allows faster peripheral IV cannulation in children under 3 years of age with difficult venous access: a prospective randomized study. Paediatr Anaesth. 22 (5), 2012, 449-54.
26) Gu, WJ. et al. Ultrasound Guidance Facilitates Radial Artery Catheterization: A Meta-analysis With Trial Sequential Analysis of Randomized Controlled Trials. Chest. 149 (1), 2016, 166-79.
27) Giraud, R. et al. When ultrasound-guided catheterization is useless: back to landmarks! Crit Care. 18 (4), 2014, 452.
28) Nguyen, BV. et al. Determination of the learning curve for ultrasound-guided jugular central venous catheter placement. Intensive Care Med. 40 (1), 2014, 66-73.

長野県立こども病院麻酔科　**阿部世紀**

索引 INDEX

欧文

A line ▶ 72, 73
ABCDE ▶ 8, 96
AHA ▶ 8
ALALAの原則 ▶ 35
B line ▶ 17, 72, 73, 74, 75, 76
Barcode sign ▶ 21, 77
Bat sign ▶ 74
BLUE protocol ▶ 80
Comet-tail sign ▶ 75
Confluent B line ▶ 80
CTルール ▶ 29
Doughnut sign ▶ 106
eFAST ▶ 72, 96
EGDT ▶ 13, 14
FAST ▶ 77, 95
General ▶ 35
HUS ▶ 102, 115
IICP ▶ 118
IVC ▶ 18, 46
Kissing sign ▶ 15
Lung point ▶ 76, 77
Lung sliding（sign） ▶ 74, 76, 77
Mechanical index ▶ 35
Meckel憩室炎 ▶ 100, 114
Multiple B line ▶ 80
Mモード ▶ 48
OI ▶ 28
OM ▶ 28
ONSD ▶ 118
PALS ▶ 8, 15
PEASプロトコール ▶ 66
PEEP ▶ 142
Pen/Res/Gen調整 ▶ 34
Penetration ▶ 35
PICCs ▶ 134
Pipe ▶ 15, 22

Preural line ▶ 73
Pseudokidney sign ▶ 102
Pump ▶ 15
RCT ▶ 12
Resolution ▶ 35
RUSH exam ▶ 8, 10, 15
RUSH examの実例 ▶ 23
Schoenlein-Henoch紫斑病 ▶ 100, 114
Seashore sign ▶ 75
Sonographic air bronchogram ▶ 80
Stand off pad法 ▶ 127
Stratosphere sign ▶ 21, 77, 78
Subpleural consolidation ▶ 80
Tank ▶ 15, 18
Target sign ▶ 102
Thermal index ▶ 35
Trendelenburg体位 ▶ 141, 148
Vanishing target sign ▶ 149
Water bath法 ▶ 127
Whirlpool sign ▶ 105

あ行

アーチファクト ▶ 72
圧較差の推定 ▶ 52
アングリング ▶ 31
一次評価 ▶ 8
一般 ▶ 35
右室拡大 ▶ 15
エコーガイド下穿刺の実際 ▶ 147
エコーガイド下ブラインドアプローチ ▶ 151
エコーガイド法 ▶ 134
オリエンテーションインジケーター ▶ 28
オリエンテーションマーカー ▶ 28

か行

外傷（腹部の） ▶ 114

解像度 ▶ 26, 27, 35
ガイドワイヤー ▶ 149, 154
下大静脈の呼吸性変動 ▶ 18
下大静脈像 ▶ 46
カテーテル ▶ 156
画面の方位のルール ▶ 29
肝臓 ▶ 18, 86
気管挿管の確認 ▶ 68
気胸 ▶ 18
気胸の超音波診断アルゴリズム ▶ 77, 78
気道超音波プロトコール ▶ 66
気道の構造 ▶ 66
逆 Trendelenburg 体位 ▶ 150
急性虫垂炎 ▶ 100, 114
急性腹症 ▶ 114
胸骨傍アプローチ ▶ 40
胸水 ▶ 18
緊急の気道確保 ▶ 68
頸動脈エコー ▶ 29
ゲイン ▶ 33
下血 ▶ 115
血管の評価 ▶ 15
血胸 ▶ 18
血栓 ▶ 22
ゲル ▶ 31
高周波リニアプローブ ▶ 69, 139, 156
股関節液貯留 ▶ 130
骨折 ▶ 122
骨盤内 ▶ 96
コンベックスプローブ ▶ 69, 77

さ行

左室拡張径 ▶ 15
左室収縮能 ▶ 15, 48
左室短軸像 ▶ 42
左室長軸像 ▶ 40
左右胸腔 ▶ 90
四腔断層像 ▶ 45, 46
視神経鞘径 ▶ 118
児の体位 ▶ 39

収縮能の異常 ▶ 55
循環血液量 ▶ 52
循環血液量減少 ▶ 18
循環血液量減少性ショック ▶ 92
循環血液量の評価 ▶ 60
小児二次救命処置法 ▶ 8
心エコー ▶ 29, 38
心窩部 ▶ 96
心窩部アプローチ ▶ 46
心機能評価 ▶ 15
心尖部アプローチ ▶ 45
腎臓 ▶ 18
腎臓 ▶ 90
深達度 ▶ 35
心タンポナーデ ▶ 15, 18
深度 ▶ 26, 27, 34
深度調節 ▶ 34
心嚢 ▶ 96
心嚢液貯留 ▶ 62
心拍出量 ▶ 50
診療ガイドラインの問題点 ▶ 12
水腎症 ▶ 107, 114
膵臓 ▶ 92
頭蓋骨 ▶ 122
頭蓋内圧亢進 ▶ 118
スクリュードライバーグリップ ▶ 30
スライディング ▶ 31
精巣捻転 ▶ 110, 114
セクター型 ▶ 27, 30, 38
穿刺前の準備 ▶ 147
総胆管拡張症 ▶ 107, 114
鼠径ヘルニア陥頓 ▶ 113, 114

た行

体系的アプローチ ▶ 8, 10
大腿静脈穿刺 ▶ 150
大腿動脈 ▶ 136
大動脈解離 ▶ 22
肘関節 ▶ 125
中心静脈の解剖 ▶ 134

超音波 ▶ 26
超音波検査の原理 ▶ 26
超音波ゼリー ▶ 30, 31
超音波装置のメンテナンス ▶ 35
腸回転異常症 ▶ 105, 114
腸管 ▶ 92
腸管壊死 ▶ 105
長管骨 ▶ 122
腸重積症 ▶ 102, 114
チルティング ▶ 31
動静脈の塞栓 ▶ 22
動脈と静脈を見分ける方法 ▶ 145

な行

内頸静脈 ▶ 134
内頸静脈穿刺 ▶ 147
二次評価 ▶ 8, 10
ノボロジー ▶ 32

は行

肺エコー正常像 ▶ 73
肺エコーの特徴 ▶ 72
敗血症国際ガイドライン ▶ 12
肺高血圧 ▶ 15, 58
肺梗塞 ▶ 15
肺実質病変診断のアルゴリズム ▶ 83
肺実質病変の診断 ▶ 80
バルサルバ手技 ▶ 142
ハンドル外傷 ▶ 92
肥厚性幽門狭窄症 ▶ 106
脾周囲 ▶ 96
非侵襲的 ▶ 35
脾臓 ▶ 18, 90
腹腔内出血 ▶ 18
腹水 ▶ 18
プリセット ▶ 34, 35, 66

フルストマックの評価 ▶ 68
フレームレート ▶ 39
プレスキャン ▶ 144
プローブ ▶ 27
プローブで用いられる周波数 ▶ 26
プローブの選択 ▶ 38, 72
プローブの選択と初期設定 ▶ 139
プローブの操作 ▶ 31
プローブの持ち方とあて方 ▶ 30
米国心臓協会 ▶ 8
ヘルツ ▶ 26
ペンシルグリップ ▶ 30
膀胱 ▶ 92
房室弁逆流 ▶ 15
ホッケースティック型 ▶ 27, 66, 139

ま行

マーカー ▶ 139
マイクロコンベックス型 ▶ 27, 39, 72, 73
末梢静脈・動脈 ▶ 156
モリソン窩 ▶ 96

や行

溶血性尿毒症症候群 ▶ 102, 115

ら行

卵巣嚢腫 ▶ 110, 114
ランドマーク法 ▶ 134
リアルタイム2次元エコーガイド下中心静脈カテーテル挿入術 ▶ 134
リニア型 ▶ 27, 66, 72, 73, 77
リニアプローブ ▶ 122, 134, 139
ローテーション ▶ 31
ロッキング ▶ 31

執筆者紹介

櫻井淑男（さくらい・よしお）　Part 1　Part 7-1

埼玉医科大学総合医療センター小児科准教授、小児救命救急センターセンター長。2016年、大学病院附属の小児救命救急センターとしては初の小児科運営によるclosed PICUの運営形態をとる施設として運用を開始。日本小児科学会専門医、日本集中治療医学会専門医、日本麻酔科学会専門医。日本小児救急医学会評議員、日本小児集中治療研究会理事。

鈴木昭広（すずき・あきひろ）　Part 2　Part 4

東京慈恵会医科大学麻酔科学講座准教授。1991年旭川医科大学卒業。麻酔科医の無限の可能性を求め、麻酔・蘇生・救急・ICU・ペインクリニックの専門資格を制覇。旭川医科大学病院救命救急センター在任中には災害医療やドクターヘリ活動にも従事し、生理学的異常に超音波でアプローチするABCD sonographyを提唱。2016年より現職。

市橋　光（いちはし・こう）　Part 3

自治医科大学附属さいたま医療センター小児科教授。東京医科大学卒業後、自治医科大学附属病院小児科研修医。アレキサンダー・フォン・フンボルト財団給費生としてベルリン・心臓センターへ留学。自治医科大学小児科講師、准教授を経て、2008年1月より現職。

田中博志（たなか・ひろし）　Part 4

旭川医科大学麻酔・蘇生学講座助教。気管・肺・胃エコーなど新しい分野のエコーに積極的に取り組む。2014年「体表エコーを使った気管内挿管の確認」で日本麻酔科学会最優秀演題を受賞。2016年「気道呼吸エコー」リフレッシャーコース講師など各種講演を担当。ABCD sonography理事。

森　崇晃（もり・たかあき）　Part 5　Part 7-2　7-3

東京都立小児総合医療センター救命・集中治療部、救命救急科医員。2005年関西医科大学卒業、大阪市立大学医学附属病院で初期臨床研修。2007年亀田メディカルセンター、2009年神奈川県立こども医療センターにて小児科後期研修。2011年東京都立小児総合医療センター救命・集中治療部、救命救急科サブスペシャリティーレジデントとして小児救急研修。2015年より現職。

浮山越史（うきやま・えつじ）　Part 6

杏林大学医学部小児外科学教室主任教授。1986年慶應義塾大学医学部卒業。1992～94年ハーバード大学マサチューセッツ総合病院小児外科研究員。日本小児救急医学会評議員・編集委員、日本小児外科学会評議員、日本腹部救急医学会評議員・編集委員。共著に『小児腸重積症の診療ガイドライン』（へるす出版）、『小児救急医療の理論と実践』（編集室なるにあ）。

阿部世紀（あべ・せいき）　Part 8

長野県立こども病院麻酔科副部長。1995年徳島大学医学部卒業。聖路加国際病院小児科、国立小児病院麻酔科、神戸市立中央市民病院救急部、国立成育医療センター手術集中治療部を経て2004年にChildren's Hospital at Westmead, NSW, Australiaに留学、2007年より現職。麻酔科指導医、小児麻酔認定医、PALSインストラクター。趣味はスポーツ観戦、将棋。

小児の Point of Care Ultrasound —エコーで ABCD を評価しよう！

2016年12月15日発行　第1版第1刷Ⓒ
2019年 7 月20日発行　第1版第2刷

編著者　日本小児集中治療研究会
発行者　長谷川 素美
発行所　株式会社メディカ出版
　　　　〒532-8588
　　　　大阪市淀川区宮原3-4-30
　　　　ニッセイ新大阪ビル16F
　　　　http://www.medica.co.jp/
編集担当　今中桂子
装　　幀　森本良成
本文デザイン　添田はるみ
イラスト　医療イラスト制作事務所ダビンチ
組　　版　株式会社明昌堂
印刷・製本　株式会社シナノ パブリッシング プレス

本書の複製権・翻訳権・翻案権・上映権・譲渡権・公衆送信権（送信可能化権を含む）は、（株）メディカ出版が保有します。

ISBN978-4-8404-5838-2　　　　　　　　　　　　　　　　　Printed and bound in Japan

当社出版物に関する各種お問い合わせ先（受付時間：平日9：00〜17：00）
●編集内容については、編集局 06-6398-5048
●ご注文・不良品（乱丁・落丁）については、お客様センター 0120-276-591
●付属のCD-ROM、DVD、ダウンロードの動作不具合などについては、デジタル助っ人サービス 0120-276-592